女人遇"瘤"不害怕

主 编
唐红梅·狄 文

主 审
郎景和

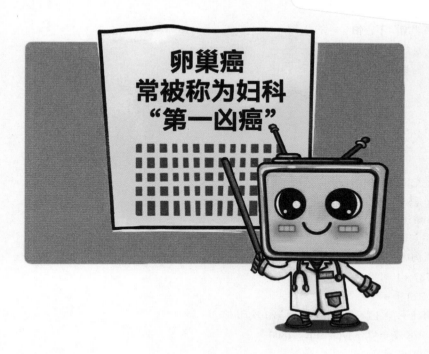

卵巢癌
常被称为妇科
"第一凶癌"

上海科学技术出版社

图书在版编目（ＣＩＰ）数据

女人遇"瘤"不害怕 / 唐红梅，狄文主编. -- 上海：
上海科学技术出版社，2023.8
ISBN 978-7-5478-4964-4

Ⅰ．①女… Ⅱ．①唐… ②狄… Ⅲ．①女性－肿瘤－
防治 Ⅳ．①R73

中国国家版本馆CIP数据核字(2023)第134904号

女人遇"瘤"不害怕
主编 唐红梅 狄 文
主审 郎景和

上海世纪出版（集团）有限公司
上海 科 学 技 术 出 版 社   出版、发行
（上海市闵行区号景路 159 弄 A 座 9F–10F）
邮政编码 201101 www.sstp.cn

上海光扬印务有限公司印刷
开本 787×1092 1/16 印张 14.25
字数：220 千字
2023 年 8 月第 1 版 2023 年 8 月第 1 次印刷
ISBN 978-7-5478-4964-4/R·2800
定价：48.00 元

内容提要

    本书由上海健康医学院联合上海交通大学医学院附属仁济医院、上海交通大学医学院附属精神卫生中心、上海健康医学院附属周浦医院等专家共同编写，基于全方位、全周期健康管理理念，涵盖女性肿瘤的临床诊疗、手术护理、疼痛管理、心理疗愈、术后康复等多个方面的内容，可促进公众对女性肿瘤的进一步理解，提倡女性更健康的生活方式。

    本书内容融入情境，语言通俗易懂，配有生动形象的插画，知识全面、实用，可为广大女性尤其是女性肿瘤患者及其家属，提供生活和就医指导。

编者名单

主　编

唐红梅　上海健康医学院
狄　文　上海交通大学医学院附属仁济医院

主　审

郎景和　中国工程院院士

副主编

张　浩　上海健康医学院
顾卓伟　上海交通大学医学院附属仁济医院
罗瑾琰　上海健康医学院

编委会
（按姓氏笔画排序）

于佳雯　上海交通大学医学院附属仁济医院
万晓燕　上海交通大学医学院附属仁济医院
马志波　上海健康医学院
王　杨　上海交通大学医学院附属精神卫生中心
王　酉　上海交通大学医学院附属仁济医院
王　苑　上海交通大学医学院附属仁济医院
王　育　同济大学附属第一妇婴保健院
王　韵　上海交通大学医学院附属精神卫生中心
王　鹰　上海健康医学院附属周浦医院
卢秀清　上海交通大学医学院附属仁济医院

包州州　上海交通大学医学院附属仁济医院
边文玉　上海交通大学医学院附属仁济医院
毕　霞　上海健康医学院附属周浦医院
朱玫娟　上海交通大学医学院附属仁济医院
刘　伟　上海交通大学医学院附属仁济医院
刘　理　上海健康医学院
李善姬　上海交通大学医学院附属仁济医院
李瑞华　上海交通大学医学院附属精神卫生中心
吴季春　上海健康医学院附属周浦医院
狄　文　上海交通大学医学院附属仁济医院
张　浩　上海健康医学院
罗瑾琰　上海健康医学院
金　金　上海交通大学医学院附属精神卫生中心
赵江霞　上海市浦东新区人民医院
赵爱民　上海交通大学医学院附属仁济医院
赵博慧　上海交通大学医学院附属精神卫生中心
荣　玲　上海交通大学医学院附属仁济医院
胡嫣然　上海交通大学医学院附属精神卫生中心
柳　洲　上海健康医学院附属周浦医院
施　君　上海交通大学医学院附属仁济医院
祝　捷　上海交通大学医学院附属仁济医院
袁　美　上海健康医学院附属周浦医院
贾一丹　上海健康医学院
顾卓伟　上海交通大学医学院附属仁济医院
徐　红　上海交通大学医学院附属仁济医院
高艳娥　上海交通大学医学院附属精神卫生中心
郭祎莎　上海健康医学院附属周浦医院
唐红梅　上海健康医学院
程杰军　同济大学附属第一妇婴保健院
储　奕　上海健康医学院
楼微华　上海交通大学医学院附属仁济医院
戴　岚　上海交通大学医学院附属仁济医院

序

非常高兴看到唐红梅校长、狄文教授主编的关于女性肿瘤防治的科普大作，让我想到以下3个问题。

1. 医学普及是医学家或医生必须担当的责任

我们知道，一种病的防治有4个关键问题：公众教育、筛查、预防和治疗，特别是早期治疗。而这4个方面都必须由科学普及来推动和实现，特别是公众教育，就是要把防病治病的知识告诉公众特别是患者，而且应该是正确的科学普及，而不是道听途说、以讹传讹。比如，人乳头瘤病毒（HPV）感染是明确的宫颈癌致癌病毒，但又并非感染了就必定发生宫颈癌。如何对待HPV感染、怎样对待HPV报告结果、如何避免HPV感染等就十分重要。感染是常见的，而发生宫颈癌是少见的，但不感染通常就不会得宫颈癌。我们既不能谈癌或谈致癌因素而色变，也不能对此置若罔闻，听取医生的忠告至关重要。本书中特别强调了这一点，非常可贵。

2. 科学普及要密切联系实际，接地气、系民情

科学普及当然要遵循医学原理机制与医疗原则规范，但它与教科书和其他参考书的基本不同是面向大众或针对患者，因此，不仅在结构设计、语言表述等方面有差异，更重要的是在讲解肿瘤防治时要稔知民情民意，精于通俗易懂。诚如我们与患者解释、交流，为大众咨询、讲演，这不仅涉及对专业的深刻理解和灵活应用，还涉及对患者的同情、关怀和理解、了解。这也是一个医生神圣职责之体现，使我想起一句话：你仅仅是一个好医生，还不算是一个好医生。你要为大众和患者想得更多，你要为社会与健康做得更多。

3. 专家要身体力行，带头做科普

诚如上述，科普是科学家的责任，科普表达了对社会大众的深切关怀。因

此，一个资深医学家要带头做科普工作，专家做科普更能保证科普宣传的科学性、权威性和实用性，使大众能够得到公允的、科学的、可行的防病治病知识。这也是与不科学、伪科学、封建迷信做斗争的最好形式。

因此，我们认为，一个专家应该把他的活动领域扩大，包括科普宣传。有人调侃专家说："专家就是大家知道的，他不知道；大家不知道的，他知道。"我们不妨说："我们要让大家知道，他们所不知道的；我们也想要知道，大家想要知道的。"

我们的前辈医学家都非常重视科普工作。妇产科的鼻祖林巧稚大夫，在20世纪60年代，从农村巡回医疗回来以后，写了一本《农村妇幼卫生知识问答》——一个最高权威的专家写了一本最通俗的科普小册子。1982年，她又带病主编了《家庭卫生顾问》，印数达几千万册。

唐校长、狄教授也为我们树立了一个榜样。他们是领导、是专家，也带头写科普，是值得点赞和学习的。当然，我们希望青年医生也要进行科普工作，这也是作为一名医生在观念、技能和责任方面的基本训练之一，包括我们推崇的叙事医学，其实也是一种科普。

科技发展迅速，医学命题广泛，科普大有作为。天地神圣，生命至上。人民健康，社会健康。让我们为此贡献一切力量！

郎景和

2023年夏

前　言

　　妇女健康是全民健康的重要基石，直接影响家庭和全社会的健康水平，是实现健康中国战略目标的重要组成部分。党中央、国务院在发布《中国妇女发展纲要（2021—2030年）》中提出，要更加关注妇女全生命周期享有的高质量卫生健康服务，延长妇女人均期望寿命，提高妇女生殖健康水平，关注妇女心理健康，提升妇女健康素养水平。

　　女性肿瘤的发病率在逐年增加，乳腺癌、宫颈癌、卵巢癌这些名词对于我们来说已经不再陌生。随着国际医学技术的发展和医疗水平的提高，肿瘤的整体治疗效果也在日益提升，患者的预后比过去有了明显的改善。如今，肿瘤的治疗理念已经从"治病为本"向着"以人为本"转变，大家开始更多地关注患病的"人"，以及由肿瘤所引发的一系列对人的机体、心理、家庭等各方面的影响。

　　本书基于全方位、全周期健康管理理念，针对女性生理的特殊性，汇总常见的女性肿瘤类型，围绕肿瘤的预防、手术治疗、康复锻炼、心理护理等方面进行编写，通过引导读者学习女性肿瘤的自我管理手段，遇"瘤"不害怕，达到预防和控制疾病的目的。希望本书能够将健康管理的概念进一步带给渴望健康生活的女性及其家属，帮助罹患肿瘤的患者认识并积极面对身体状况，增加患者的信心及实践健康生活的动力，助力全民、全生命周期健康。

编　者

2023年5月

目 录

女性肿瘤千姿百态，慧眼识病

现代女性为了实现自己的人生价值和梦想，大都走出家庭，融入社会。这种情况下，职场女性的烦恼和压力随之而来，如果不注意健康的生活方式，比如：饮食过于精细、高脂食物摄入过多、运动较少、社交活动多等，女性肿瘤就会找上门，严重影响了您的身心健康。

女性常见的恶性肿瘤在早期常有一些征兆，越早期发现，其治疗效果越好，因此，女性应关注自身的健康，对于出现不明原因的阴道出血、性生活后有血性分泌物、乳腺发现结节包块或有乳头溢液等，都应及时就诊。

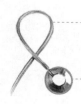

1 是否得了女性恶性肿瘤

"上有老，下有小"的王女士正在经历中年危机，淋漓不净的"老朋友"为她增添了一丝烦恼。这些天，她又在和姐妹们抱怨"不懂事"的月经。一个"养生达人"立马警惕了起来，问："你要当心得肿瘤哦，妇科检查每年做了没？""工作和家庭的压力已经让人喘不过气来，这种'可有可无'的体检是能不做则不做，还不如多睡一会儿来得实在。""更年期很容易得病的，特别是'老朋友'挥之不去的人。"王女士这才缓过神来，想到自己不规则出血已经有段时间了，忍不住心有余悸。不知怎么地，自那之后她总感觉浑身不舒服，小肚子胀胀的，整天胡思乱想，到网上到处寻找"救命稻草"。结果可想而知，这只会让她更加焦虑和无所适从。

出现腹胀伴阴道出血，是否得了妇科肿瘤

出现腹胀，你觉得是得了胃肠道肿瘤，还是妇科肿瘤？是应该看消化内科、胃肠外科，还是看妇科？大多数女性不免会站在门诊挂号处犹豫不决。女性出现腹胀，千万不要忘记去妇科看病。除了腹胀这极不典型的症状，异常阴道出血是女性生殖系统肿瘤最常见的症状，常常披着正常月经的外衣，而被忽视。如果月经表现为月经量增多、月经

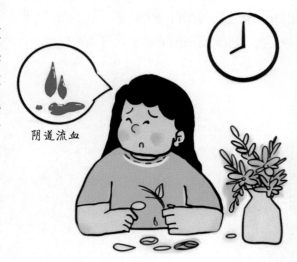

阴道流血

淋漓不净、月经周期紊乱和同房后出血等，就是身体发出了信号。

除了阴道出血及腹胀，外阴顽固瘙痒、外阴皮肤颜色及质地改变、阴道排液、腹痛、腰酸、腰痛、"子宫肌瘤"异常增大、尿频、血尿、便秘、便血、咯血、头痛、疲劳、胃口差、体重异常减轻等有些看似与妇科不搭边的烦恼，都可能是子宫和卵巢等女性特有的器官在作怪，需要保持警惕。但即使出现上述情况，也不一定就得了恶性肿瘤，需要去妇科做进一步的检查。

我国最常见的四种妇科恶性肿瘤是哪些

最常见的是宫颈癌、子宫内膜癌、卵巢癌和外阴癌。此外，育龄期女性妊娠分娩、流产及葡萄胎后，也可能会发生与怀孕相关的肿瘤，比如侵袭性葡萄胎和绒毛膜癌，它们也属于恶性肿瘤。妇科肿瘤的风险伴随女性的一生，育龄期女性阴道出血需警惕宫颈癌和妊娠相关性肿瘤；围绝经期的异常子宫出血极具迷惑性，可能是子宫内膜癌的提示；而对绝经后的阴道出血更要重视，必须进行全面的检查。除了以上最常见的恶性肿瘤以外，乳腺癌、阴道癌、子宫肉瘤、输卵管癌也会刷"存在感"，会危害女性的健康。

女性恶性肿瘤可怕吗

女性恶性肿瘤各怀绝技！有的可防可治，早期筛查、早期干预效果还不错；

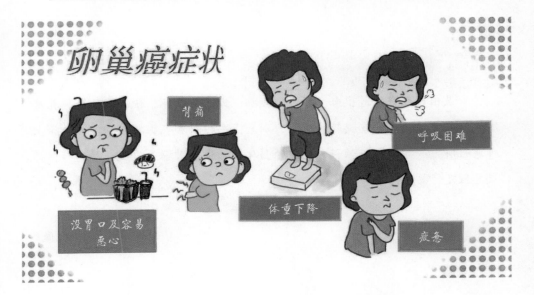

有的需要提供个性化治疗；而有的发病隐匿，恶性程度很高，需要综合治疗。所有的肿瘤都怕一件事，就是体检！体检是早期发现肿瘤最重要手段。每年常规的妇科检查包括宫颈细胞学检查（TCT）、宫颈人乳头瘤病毒检测（HPV）、妇科超声检查和血肿瘤标志物检测等。它们让伪装成"自己人"的妇科肿瘤无所遁形，让妇科和乳腺外科医生做到有的放矢，与你们携手消灭处于萌芽状态的恶性肿瘤。

所以，想要远离女性恶性肿瘤，就要从体检和关心自己做起！

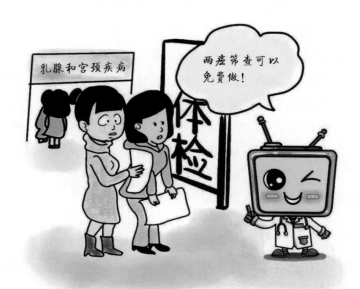

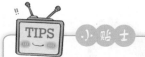

　　如果出现异常阴道出血、腹胀与腹痛、血尿与尿频、便秘与便血、乳房肿块、乳头溢液、体重减轻等症状，别忘了去妇科和乳腺外科就诊，排除女性恶性肿瘤。定期进行妇科、乳腺外科体检，做到肿瘤早发现、早治疗，讳疾忌医是最要不得的。

（楼微华）

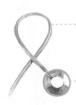

2 女性肿瘤和遗传有关吗

金姑娘年方35岁，因肚子痛去医院检查，发现血CA125升高达700 kU/L，想到爸爸曾告诉她，妈妈是在她七岁时患了卵巢癌而抛下他们过早离世的，外婆也是患了乳腺癌而离开人间，她不禁不寒而栗，"我会不会也得了坏毛病？" ◀

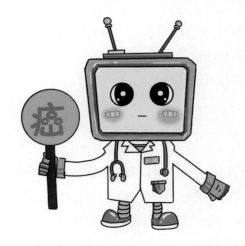

女性肿瘤会遗传吗

遗传是指亲代表达相应性状的基因通过繁殖传递给后代，使后代获得父母遗传信息的现象。妇科肿瘤会遗传吗？会！但不是全都会。与其他学科的肿瘤相比，妇科肿瘤的遗传倾向更明确，10%~20%的妇科肿瘤与遗传因素有关，比如，母亲或姐妹得过卵巢癌或乳腺癌的，该女性得卵巢癌的概率就为正常人的2~4倍。

哪些妇科肿瘤会遗传

在妇科肿瘤领域，与遗传相关的肿瘤涉及卵巢癌、子宫内膜癌和妊娠滋养细胞疾病等。常见的遗传性妇科肿瘤包括遗传性乳腺癌/卵巢癌（HBOC）综合征、林奇（Lynch）综合征中的子宫内膜癌、黑斑息肉（Peutz-Jeghers）综合征、遗传性平滑肌瘤病和肾癌（HLRCC）、Li-Fraumeni综合征和PTEN错构瘤综合征等。

妇科肿瘤有遗传性，基因检测有没有必要做

肿瘤遗传的重要特征是基因组的不稳定性和突变。基因检测技术归根到底是直接或间接对基因组不稳定性或突变的检测，被广泛用于探索肿瘤发病机制、筛查肿瘤易感性和指导肿瘤用药等。

以女性典型的遗传性乳腺癌-卵巢癌综合征（HBOCS）为例，该综合征通常由易感基因的胚系突变所致，属常染色体显性遗传，患者携带可遗传的*BRCA1*或*BRCA2*基因突变。遗传有*BRCA1*基因突变者乳腺癌的患病风险可达87%，患卵巢癌风险则为44%。*BRCA1/2*致病性突变的发生率为0.1%~0.3%。这类患者对化疗和多腺苷二磷酸核糖聚合酶抑制剂（PARP抑制剂）的疗效较好，化疗后无复发时间长、总体生存期长。

幸运的是，小金姑娘在临床医生的指导下进行了基因检测，她的*BRCA1/2*基因检测结果是阴性的。

有遗传倾向的妇科肿瘤如何预防

对于有遗传倾向的妇科肿瘤，最重要的预防措施是肿瘤筛查。妇科恶性肿瘤的生存率和生存期与其确诊时的分期密切相关，肿瘤筛查的最大益处在于识别高危人群，尽早识别局限性的可治性肿瘤。卵巢癌的筛查方法包括血清CA125测定、盆腔超声检查、多种血清肿瘤标志物联合测定，以及血清学检查和超声检查的联合应用等。子宫内膜癌的筛查方法包括盆腔超声检查和子宫内膜活检组织学检查等。

提前预防妇科恶性肿瘤的潜在方法还包括手术预防。有足够的证据表明，预防性手术能够降低遗传性乳腺癌-卵巢癌综合征（HBOC综合征）和Lynch综合征女性妇科肿瘤的发病风险。预防性输卵管-卵巢切除手术能够显著降低携带*BRCA*基因突变女性卵巢癌、输卵管癌和原发性腹膜癌的发病风险，但这一手术可引起绝经提前而出现低雌激素血症所致的骨质疏松症和心脑血管疾病等。如果患者绝经症状明显，则可使其生活质量降低。近年来的研究表明，*BRCA*基因相关的高级别卵巢癌起源于输卵管上皮细胞，输卵管切除手术能够预防绝大多数的

卵巢癌发生。至于是否同时行子宫切除术，则需评估绝对风险和权衡是否获益。目前，国内预防性手术切除的研究证据尚有限，临床医师可以在临床研究的框架下、在您充分知情同意的前提下进行操作。

哪些女性需要进行肿瘤遗传咨询

小金姑娘的基因检测结果呈阴性，是否就意味着她没有女性肿瘤的遗传性呢？她如果生了儿子是否就更安全呢？其实，肿瘤易感基因是不会从家族中销声匿迹的。*BRCA1/2*基因突变的家族成员有一半的概率可以将这种突变遗传给后代，而且被遗传的后代又有一半的可能会把突变基因遗传给再下一代，以此类推。也就是说，如果儿子从母亲那里获得了该易感基因，还是有一半的机会传给他的女儿的。因此，对于高危人群有必要进行遗传咨询。

收集完整的家族史，然后绘制家系图是肿瘤遗传咨询的第一步，也是最重要的一步。基因检测项目的选择和检测报告的解读是肿瘤遗传咨询的核心内容。肿瘤遗传咨询可以提早发现高危基因携带者，这一人群就能按照医生的建议比普通人群进行更为频繁、精细的筛查，从而有可能早期发现癌症和及早得到诊治，以免疾病发展到晚期而追悔莫及。

上皮性卵巢癌、乳腺癌和子宫内膜癌患者具备以下情况之一，都建议进行遗传咨询。

（1）小于50岁的年轻患者。

（2）有肿瘤家族史的患者。

（3）多发性或双侧性肿瘤患者。

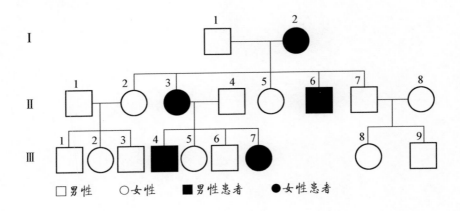

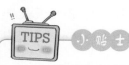

　　妇科肿瘤会遗传。随着二代测序技术的发展，越来越多的妇科肿瘤易感基因被发现，基于分子特征的肿瘤分子分型、靶向治疗也逐渐从科学研究走向临床应用。基因检测是目前普遍参考的诊断依据，对于高危人群还需进行遗传咨询。有效预防是当今肿瘤研究的热点。通过定期筛查、早发现、早治疗，防治一体，才能为女性肿瘤患者的健康保驾护航。

（徐　红　戴　岚）

3 女性肿瘤的发生与性生活有关吗

小李是位白领，上个月经同事介绍认识了程序员小张，两个人彼此一见钟情，感情日渐加深。一次约会时，小张提出想跟小李同居。小李有些担心，听说有了性生活会增加得女性肿瘤的概率。因此，她既憧憬又害怕。

多数学者认为，女性性革命是19世纪中期以来西方整个女性解放运动的产物。被誉为"中国性学第一人"的潘绥铭认为："不是只有男性才想性，女性同样有此需求。"

在如今这个爱情"速食"时代，似乎很难找寻到从前慢热的感觉，男女之间是否适合在一起，除了感情之外，两性和谐同样很重要。为此，都市年轻人兴起了"先同居，后结婚"的恋爱观。

那性生活与女性肿瘤之间有关系吗？是否会增加女性肿瘤患病率呢？

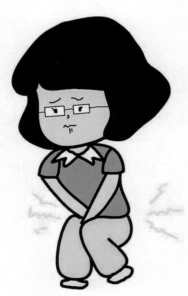

性生活大调查

孔子云："食色，性也。"研究显示，我国80后到95后人群发生"第一次"的时间明显越来越早。80后第一次性生活的平均年龄是22.10岁，90后为19.78岁，95后为17.71岁。也就是说，首次性行为的年龄呈低龄化趋势。说明我国社会性观念日益开放，人们对婚前性行为的接受程度也渐渐宽容。

然而，对于性健康知识的了解，相当比例的

女性态度都比较消极。在对医院或社区提供生殖健康咨询或性生活方面咨询的调研时发现，只有28.7%的受访者表示"会去"，57.6%的女性表示"不会去"，23.7%表示"可能会"。这意味着，多数女性即使存在性健康方面的问题，也不会主动求医。

性生活会引起女性肿瘤吗

女性的一些疾病与男性息息相关，健康的性生活能够有助于夫妻情感的递增；反之，不但影响生活质量，而且影响女性的生理健康。研究发现，初次性生活年龄＜18岁、每周超过5次、多个性伴侣或性生活时不注意卫生的女性更容易得宫颈癌。同时，性生活不协调及长期精神压抑的女性更容易得乳腺癌。

然而，性生活也有利于发现恶性肿瘤。若性生活过程中出现接触性出血，可能是宫颈疾病的信号之一，需要提高警惕。

性生活需要注意什么

（1）性生活不宜过早。过早性生活不仅会影响工作和学习，而且容易造成生殖器官损伤及感染。

（2）固定性伴侣。性伴侣过多较易得子宫癌，因此，不管是男性还是女性，都应该固定性伴侣，以避免性伴侣过多带来的健康风险。

（3）性生活前男女双方都应洗澡，以免性生活时将细菌带入阴道，发生感染。

（4）经期不宜性生活。月经期，因为子宫内膜脱落，子宫壁会产生创面，因此更容易感染，此时过性生活很容易引起子宫内膜炎、输卵管炎、盆腔炎等妇科疾病。

（5）接种HPV疫苗。HPV（人乳头状瘤病毒）疫苗是世界上第一种肿瘤疫苗，可以预防由HPV感染引起的宫颈癌，还可以预防由低风险HPV感染引起的尖锐湿疣和外阴癌。因此，建议在性生活之前接种HPV疫苗，更好地预防宫颈癌。

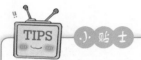

　　健康正常的性生活是不会造成肿瘤的，如果性生活后出现异常流血、异常疼痛等，应及时看医生，以免延误了最佳治疗时间。

（罗瑾琰　贾一丹　马志波）

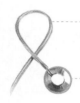

4 女性肿瘤会传染吗

李女士前段时间被诊断出宫颈癌，她跟护士讲了她的担忧："我现在出院回家都不敢出门。我们村的人都怕我，有人说我会传染给他们，有的人觉得我晦气，我心里真的特别难受。我以前特别爱跳广场舞，现在也不能去了，她们都不想我去。护士，我这个病真的传染吗？我的饮食要和家人分开吗？"

在一些医学知识匮乏的偏远地区，依然有人认为女性恶性肿瘤具有传染性，面对邻里的指指点点、家人的不理解，有的女性患者从此妄自菲薄，甚至一蹶不振。其实，女性恶性肿瘤只是疾病的一种。

什么是肿瘤

肿瘤是体内细胞分裂、增殖超过正常水平，或者是正常情况下应该死亡的细胞却未死亡，而生长出的一种异常的肿块或赘生物。

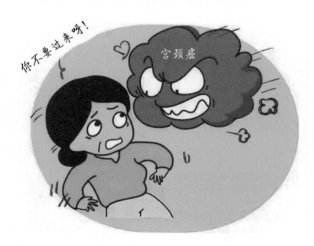

大家也都知道癌症是自身的细胞癌变，导致肿瘤而形成的一种疾病，不会，也不能被别人传染。但是，一些癌症的发病却与微生物感染有关，而这些微生物可以相互感染。

肿瘤是怎么感染的

癌症本身并不会传染。传染必须具备3个条件：传染源、传播途径和易感人群。癌细胞不释放传染因子，所以不具备传染性。但是，有的病人说：我和我家人都得了肿瘤，那是不是传染的呢？值得一提的是，近年来，癌症表现出的家族聚集性越来越被人们重视。同一家族中，乳腺癌高发，或者宫颈癌高发，这种现象越来越使人们"谈癌色变"。

那么肿瘤的家族聚集性到底是怎么一回事？研究发现，在乳腺癌患者中，20%~25%具有家族聚集性，其中55%~60%属于遗传性乳腺癌，其占乳腺癌总体患者的5%~10%。乳腺癌有遗传倾向，一般来说，母亲得乳腺癌，女儿得乳腺癌的概率要比其他女性高出2~3倍。卵巢癌的主要特征就是家族聚集发病，导致遗传性卵巢癌综合征的"真凶"则为基因突变。临床上，超90%的遗传性卵巢癌由 *BRCA1/2* 基因突变引起。"抑制"细胞癌变的重要基因一旦发生突变，"抑制"癌变的阀门就被打开，进而导致较高的癌变风险。

所以，癌症不会传染，但是与癌症相关的病毒和细菌是可以感染的。比如，我们知道的人乳头状瘤病毒（HPV）和宫颈癌相关，幽门螺杆菌与胃癌相关。因此，导致感染的因素可以造成癌症的患病风险增加。

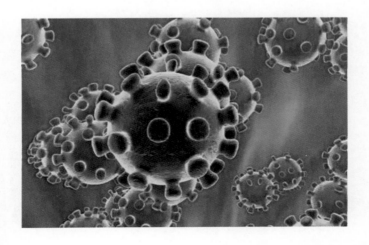

怎么防治和癌症相关的感染呢

防治癌症的疫苗一直在研究中，但是效果并不理想，防治癌症的疫苗实际是针对病毒的，如针对乙型肝炎病毒、人乳头状瘤病毒是有疫苗的，防治效果较好，已经在人群中广泛开展接种，而针对艾滋病的疫苗则效果不太理想。因此，我们说，癌症虽然不会被传染，但是我们要重视引起癌症的感染因素。控制好这些感染因素，能够大大降低癌症的发生率。

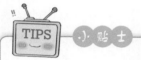

癌症并不具有传染性，但病毒和细菌的感染却不容忽视。我们所能做到的只有定期体检、加强自身锻炼、增强免疫力、健康饮食、健康作息、保持身心愉悦。即使有漏网之鱼的癌细胞残存，也可以用自身的免疫力去消灭它。

(罗瑾琰　贾一丹　马志波)

5 女性肿瘤会出现哪些症状

64岁的陈女士退而不休，接受原单位聘任，每天忙忙碌碌。几个月前，她偶尔出现阴道少量流血，没放在心上。后来，她听了一场关于宫颈疾病防治的讲座，了解宫颈癌及宫颈癌前病变的知识后，便去医院做了宫颈癌筛查。报告显示，人乳头瘤病毒16型（HPV16）阳性，宫颈细胞学检查结果也有异常。进一步进行阴道镜检查后，陈女士被确诊为宫颈原位癌。

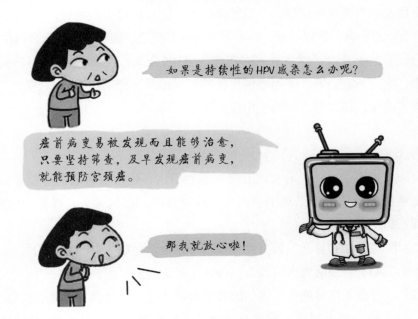

如果是持续性的HPV感染怎么办呢？

癌前病变易被发现而且能够治愈，只要坚持筛查，及早发现癌前病变，就能预防宫颈癌。

那我就放心啦！

现代都市生活紧张又忙碌，面对竞争日益激烈的职场，很多勇闯职场的女性还要兼顾家庭，都要付出更多的努力来证明自己。有些女性即使到了退休年龄，可能也会为了未竟的事业而退而不休。面对工作、生活的压力，她们经常会忽视自己的健康，不十分注意自己身体发出的信号，比如阴道的偶尔出血，到出现明显症状的时候，往往为时已晚。

早期肿瘤发病隐匿不宜被发现

（1）不易被感知。肿瘤早期的症状会与很多普通疾病相似，所以病人自身难以察觉。这主要是由于癌细胞的特性。在肿瘤发生早期，癌细胞增殖较慢，尽管会激活免疫系统来消灭部分癌细胞，但这一过程的强度和特异性不足以被机体感知和区分。另外，由于肿瘤体积较小，对机体的正常功能几乎无影响。客观上讲，癌细胞本身"无害"，机体对其出现并没有太大反应。

（2）体检不完善。体检确实能发现人体的很多问题，也能够检查出肿瘤，但是很多人做完体检并没有发现隐藏着的大问题。这是因为绝大多数的常规体检仅针对一些普通的健康内容，如血脂、血压、血糖异常等。即使早期恶性肿瘤，肿瘤标志物检查结果也显示正常。所以早期肿瘤不容易被查出。针对肿瘤有特异性的筛查体检，当然这种体检也不能够保证百分之百地检查出肿瘤，而且这种检查对人体有一点伤害，所以一般人群不需要每年都做这样的检查，只适合高危人群。

（3）看病不及时。很多病人存在讳疾忌医的心理，总感觉自己得的是小病，挺一挺，吃点药就会好，甚至还使用各种民间偏方，把小病拖成了大病。这样不仅耽误了治疗，还可能因为胡乱用药而加重病情。

出现异常症状，千万要当心

（1）异常阴道出血。若女性月经量忽然增大、性生活后或阴道检查后出血，或者是绝经的女性突然出现阴道出血，应该及时到医院检查，排除子宫内膜病变、宫颈病变。

（2）阴道分泌物异常。若女性出现白带带血、色暗或者有难闻的气味，有可能是细菌感染，要及时到医院检查，排除生殖道病变可能。

（3）盆骨或腹部疼痛。持续的腹痛或腹部不适，包括消化不良、压迫感、肿胀等，或者经常要上厕所，膀胱有压迫感，这些都要考虑是否是卵巢肿瘤的信号，要及时检查排除风险。

（4）消化道症状。食欲下降、胃胀、恶心、消化不良、吃一点就饱，都可能是卵巢癌的表现。其他妇科肿瘤发展到一定程度也可能出现消化道症状。

（5）莫名其妙的消瘦、乏力。恶性肿瘤是消耗性疾病，可能导致消瘦、乏力、体力下降、劳累和贫血等症状。

（6）排尿、排便异常：卵巢、子宫与膀胱、直肠都位于盆腔，位置毗邻，因此妇科肿瘤可能压迫膀胱、直肠等而导致尿频、排尿困难、排便困难等。

（7）乳头溢液。若女性出现乳头溢液，特别是血性溢液、咖啡色溢液、黄色溢液，可能是早期乳腺癌的症状，要及时检查，不能掉以轻心！

（8）异常肿块：自己摸到乳房或腋下有肿块，或者B超、乳腺X线摄影（钼靶摄影）检查发现乳腺有包块，都要怀疑是否为肿瘤。

（9）其他：下肢水肿、淋巴结肿大等也可能是妇科肿瘤的表现。

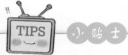

当女性尤其是中老年女性出现早期症状时，应及时到医院就诊，争取疾病早发现、早治疗。但是要注意，即使有以上这些情况，不一定就得了肿瘤，也不是每个肿瘤患者的早期都有表现。所以，最好的办法是定期进行专科体检，包括乳腺体检和超声检查、妇科阴道检查和超声检查、宫颈癌筛查等，这样就有可能早期发现女性恶性肿瘤，及时得到治疗。

（罗瑾琰　贾一丹　马志波）

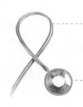

6 "一接触就出血"是怎么回事

　　小婉已经是2个孩子的妈妈了,生完第二个宝宝后放置了宫内节育器。最近一段时间一直有件事困扰着小婉,那就是和老公同房后有点阴道出血。她也不好意思向别人提起,心里一直嘀咕着"我这是哪里出了问题?"

　　两性相悦,有时也会向我们发出身体的求救信号,如果每次性生活之后内裤上都会出现少量出血,但又不是月经期临近,也没有腹痛。那一定要去医院做一下检查。

同房后阴道出血,很危险吗
同房后阴道出血是宫颈癌的一个信号,但它并不只是宫颈癌的症状,有很多

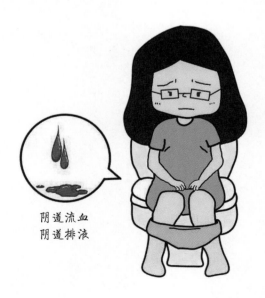

阴道流血
阴道排液

疾病都会引起同房后阴道出血，比如，宫颈癌的癌前病变、宫颈息肉、宫颈炎症和阴道炎。临床上经常会遇到放置节育环的女性在同房后出现少量阴道出血。如果在经期有性生活，那么很容易引起感染，在此基础上也会发生同房后阴道出血。

哪些因素容易诱发宫颈癌

绝大多数的宫颈癌与人类乳头瘤病毒（HPV）感染有关。HPV感染的常见危险因素包括：性生活过早、性伴侣过多（3个以上性伴侣）、吸烟和喝酒、口服避孕药超过5年、HIV感染。当这些因素诱发HPV感染后，细胞突变可导致宫颈癌。此外，阴道微生态失衡也会增加HPV感染的风险，增加宫颈癌发生概率。

宫颈癌有哪些典型表现

宫颈癌的早期症状主要为白带增多、阴道少量出血及接触性出血；晚期症状表现为继发贫血、阴道排液恶臭味，有转移而压迫神经时常有腰骶疼痛、盆腔坠感及大小便异常，严重时出现恶病质。

宫颈癌一级预防要重视

宫颈癌作为目前唯一明确病因的恶性肿瘤，被认为是最有可能通过全面预防和根除的第一个恶性肿瘤。

这种预防主要分为"三级预防"：

一级预防，是病因预防，通过HPV疫苗接种、社会群体的健康教育和咨询等方法促进大家对宫颈癌和HPV感染相关疾病的正确认识，提高安全性行为的意识。

二级预防，主要是定期进行宫颈癌的筛查（宫颈防癌涂片和HPV检测），及早发现宫颈的癌前病变，阻止其发展为宫颈癌。

三级预防，又称为临床预防，就是针对已经确诊的宫颈癌采取积极有效的治疗措施，阻止病情恶化，预防疾病复发，延长患者存活期，提高生活质量，改善患者预后。

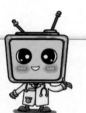

宫颈糜烂只是一种生理现象

官颈部分的细胞分为柱状上皮细胞和鳞状上皮细胞。年幼时，柱状上皮细胞在官颈里，看不见，等到了青春期，在雌激素的作用下，柱状上皮细胞开始迈出试探的步伐向官颈口生长。由于柱状上皮薄，能看见下层的红色组织，肉眼看上去就像糜烂一样，所以称为宫颈糜烂。

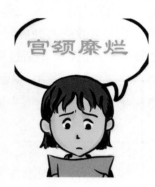

一般而言，官颈糜烂是无需治疗的，但如果出现白带增多、发黄、有异味等症状，这是因为官颈慢性炎症感染导致的官颈炎，这是需要治疗的。官颈糜烂和官颈癌没有必然的联系，宫颈癌的筛查还得靠HPV、TCT和阴道镜的"三阶梯"诊断。

（施　君）

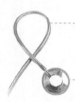

7 HPV感染后一定会得宫颈癌吗

小西是全职太太，最近有件难以启齿的事情，每次夫妻同房后总是在内裤上见少量出血，无腹痛。想着自己可能内分泌失调了，去医院做了检查，发现HPV检查呈高危阳性。医生说她是宫颈癌高危人群。走出诊室，小西一片茫然，"我是不是要得宫颈癌了？"

宫颈癌是目前在妇科唯一发病因素比较明确的恶性肿瘤，因此有以下发病因素的人群容易患宫颈癌。发病与卫生环境、性生活混乱及病毒感染有关。近年来，认为HPV16、HPV18型是宫颈癌的重要致病因子。

HPV是何方妖孽
宫颈癌是由HPV感染而引起的宫颈病变。HPV与流感病毒、肺炎球菌一样，

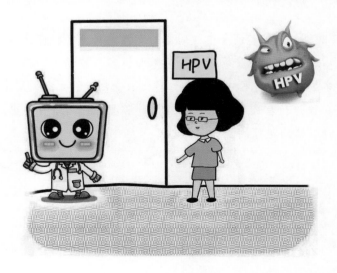

喜欢"成群结队"作恶人间。HPV家族包括100多个成员（亚型），但并不是每一个家族成员都能引起宫颈病变，只有30多种HPV亚型与宫颈感染和病变有关。全球超过70%的宫颈癌病例与HPV16和HPV18这两个亚型的持续感染有关。

HPV感染多久会变癌

HPV感染患者不一定会得宫颈癌。高危HPV感染是宫颈癌发生的必要条件，但需要同时具备其他相关条件，如HPV持续感染、感染年龄、免疫状态、吸烟、其他伴随感染等。HPV感染十分常见，85%~90%有性生活的男性和女性一生中曾感染HPV。我国一项流行病学调查结果显示，中国育龄女性HPV感染率近20%，其中高危型HPV感染约占15%。90%以上生殖道感染的HPV在18个月左右时间内会被机体的免疫系统清除，仅有5%~10%的女性会持续感染。HPV持续作用于宫颈，需要长达几年到数十年之久，才能逐渐由上皮内病变→原位癌→浸润癌。即使持续感染了高危型HPV，也仅有10%的女性可能发展为宫颈癌前病变和宫颈癌。因此，HPV感染不等于一定会得宫颈癌。但是，HPV感染人群，需要定期进行宫颈细胞学检查（TCT），存在持续感染时需要进一步进行阴道镜检查，早期诊断及治疗癌前病变，才能远离宫颈癌。

小常识

宫颈上皮内病变被视为癌前病变

通常宫颈上皮内病变的女性无明显症状或只有慢性宫颈炎症状，如白带增多或白带带血，容易被忽视。其中低级别上皮内病变，大多数在随访过程中可以自行转归，少数进展为高级别上皮内病变。医生常常会建议进行宫颈锥切术，一是通过病理检查判断有无更严重的癌性病变，二是可以达到治疗的目的。

（李善姬）

8 打了宫颈癌疫苗就没事了吗

前段时间，小美因同房后经常出血来院就诊，医生建议她做宫颈癌筛查，但小美却说自己早就打了宫颈癌疫苗，没必要做这项检查。在医生的解释和劝说下，小美同意了检查，结果却让她震惊：宫颈原位癌伴人乳头瘤病毒59型感染。

宫颈癌疫苗是什么

宫颈癌疫苗是HPV疫苗的俗称，HPV是人乳头瘤病毒的英文缩写。为什么要把HPV疫苗称为宫颈癌疫苗呢？是因为这两者之间关系相当密切。研究证明，

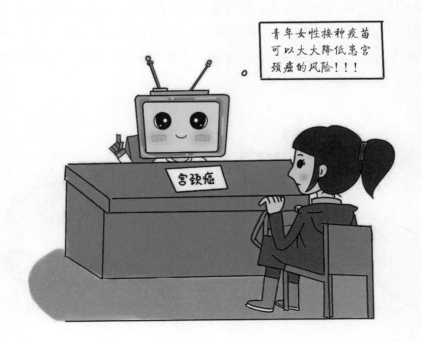

99.7%的宫颈癌与HPV病毒感染有关。

目前已经发现的HPV病毒共有200多种,与生殖道感染有关的HPV病毒50多种,可以分为高危型和低危型。其中,常见的高危型包括:16、18、31、33、35、39、45、51、52、56、58、59型,低危型包括:6、11、40、42、43、44、54、61、71、72、89型。但是,只有高危型HPV病毒持续感染才与宫颈癌的发生密切相关,而低危型HPV病毒一般是引起宫颈低级别上皮内病变和湿疣的原因。在全球范围内,约70%的宫颈癌是由HPV16、HPV18感染引起的。

HPV疫苗是只有HPV病毒"外壳"的颗粒,里面没有致病的HPV核酸,因此,注射HPV疫苗后,它可以诱导机体产生HPV抗体,却不会致病。当再次有HPV病毒入侵人体时,这种体内的HPV抗体便可以发挥保护作用,预防HPV感染。

HPV疫苗有几种,适合哪一种

目前上市的HPV疫苗一共有3种:2价、4价和9价疫苗。这个"几价"就是可以预防几种型别的意思。其中,2价疫苗针对HPV 16、18型,2016年7月在国内获批,推荐接种年龄为9~45岁。4价疫苗针对HPV 6、11、16、18四种型别,2017年5月在国内获批,推荐接种年龄为20~45岁。9价疫苗针对HPV 6、11、16、18、31、33、45、52、58九种型别,2018年4月在国内获批,推荐接种年龄是16~26岁。因此,HPV疫苗并不是预防所有的HPV病毒类型,而是对比较常见

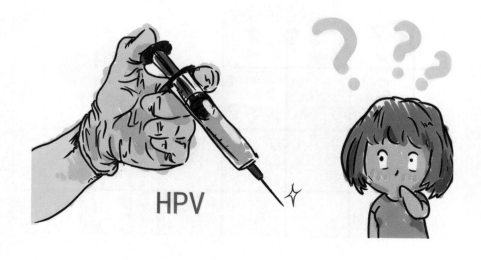

HPV

的宫颈癌相关型别进行了预防，目前，还没有一种疫苗可以100%预防所有HPV病毒。

HPV疫苗的接种最好在女性有第一次性生活之前，这样疫苗的保护作用最好。当然，有过性生活也不是没用，还是能够起到一定的防护作用的，只是有过性生活后，可能已经有HPV病毒感染，那么针对已经感染的病毒，疫苗就没法发挥预防的作用了，但还是能对其他的HPV型别产生防护作用。

打了HPV疫苗就不会得宫颈癌了吗

并非如此。正如上文所提到的，HPV疫苗并不能覆盖所有型别的高危型HPV病毒，您还是有可能会被这些型别之外的HPV病毒感染。另外，接种的年龄、接种的疫苗种类、个体差异等都会对HPV疫苗的有效性产生影响。因此，打了HPV疫苗并不代表就不会得宫

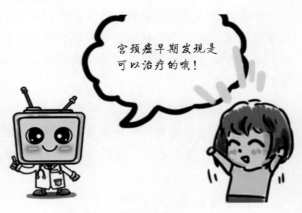

宫颈癌早期发现是可以治疗的哦！

颈癌了，定期的宫颈细胞学检查和HPV检查还是必不可少的！

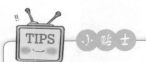

TIPS 小贴士

　　HPV疫苗可以有效预防HPV感染，但接种HPV疫苗并不能取代常规的宫颈癌筛查，定期的宫颈细胞学检查和HPV检查不容忽视。除此之外，使用安全套、避免多个性伴侣、避免不洁性生活等都是预防宫颈癌的有效手段。

（包州州）

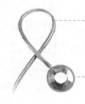

9 腹胀和妇科肿瘤有关吗

50岁的李女士近1年来忙着带孙子，缺席了原单位组织的年度体检。本来生龙活虎的她，近一个月感觉腹部坠胀，偶有小腹隐痛，容易疲劳，老是想躺着不动。老伴张先生发觉异常后带她去医院检查，经医生一系列检查后诊断为卵巢肿瘤，必须马上住院治疗。

卵巢作为女性重要的生殖器官，具有"一经发现就已是晚期"这种肿瘤的特性原因是：位于体腔深处，生长迅速，早期症状不明显。

正常成年女性的卵巢有多大

女性的卵巢左右各一，生育期妇女卵巢大小约3厘米×2厘米×1厘米，不同生理周期卵巢的大小也会出现轻微的变化，呈灰白色。绝经后卵巢逐渐地萎缩、变小、变硬，妇科检查的时候不容易摸到。卵巢恶变后生长迅速，而我们的腹部容积大，乒乓球大小不到的卵巢，可以悄无声息地长到拳头那么大。再继续长大到可以轻易摸到的时候，又可能被误以为是长胖了，错失了治疗的良机。

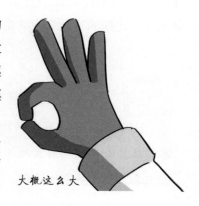

大概这么大

卵巢癌早期非特异性临床表现有哪些

有的患者可能会感觉尿频、盆骨痛、腰背痛，也可能出现食欲减退、体重下降、便秘等症状，还可能出现呼吸困难。

而这些泌尿道、胃肠道等相关的症状，一般人很难和妇科疾病联系起来，为此容易被忽视、被误认为其他疾病的症状，所以卵巢癌很难在早期被发现。

卵巢由于排卵的功能特性，可以将卵子由卵巢排到腹腔，再由输卵管伞抓住，送到输卵管里。这也就意味着卵巢癌细胞可以轻易地进入腹腔，一旦癌细胞进入了腹腔，卵巢癌也就进入了晚期。大约70%卵巢癌在Ⅲ～Ⅳ期，即晚期被确诊。

如果卵巢发生病变，B超会提示卵巢有肿大，检测血液癌症指标也会升高。

在B超结果和血液癌症指标不太乐观的情况下，一般医生会建议进行手术。

一方面是治疗，另一方面是检查。因为卵巢癌只有在取得卵巢组织进行病理检查时才能确诊，位于盆腔内的卵巢，要取得组织，就只能通过手术了。

卵巢癌对化疗敏感，术后辅助化疗常常可以达到完全缓解，但极易复发，一旦复发就可能表现出对化疗药物的耐受性，进而迅速转移、恶化。卵巢癌患者的5年生存率大概只有20%。

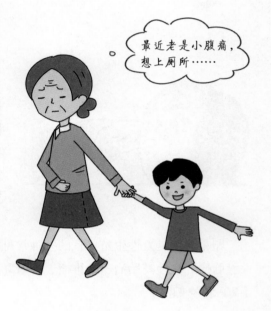

最近老是小腹痛，想上厕所……

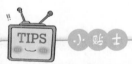

常常感到腹胀、消化不良，就算吃了胃药也没有缓解，还总感觉肚子变大了，并伴有下腹坠胀感……如果您有这样的症状，一定要引起注意，去医院妇科做一下检查，因为很有可能不是消化道疾病，更不能自以为是长胖了。

（余 震 王 鹰 柳 洲 赵江霞）

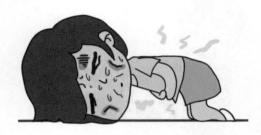

10 卵巢囊肿会恶变吗

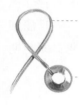

　　小欧有卵巢囊肿病史，最近1个月来，常常感到腹胀、消化不良，吃胃药也不缓解。这两天感觉自己肚子变大了，伴有下腹坠胀感。小欧的母亲因患乳腺癌去世，所以小欧非常重视，去医院做了检查，B超发现盆腔囊实性占位。◀

　　卵巢囊肿是女性生殖器官的一种常见的良性肿瘤，分为黏液性囊腺瘤、浆液性囊腺瘤、良性畸胎瘤、纤维瘤、含睾丸母细胞瘤等类型，有恶变的可能，常见于20~50岁妇女。

哪些人的卵巢囊肿容易恶变

　　有家族遗传性基因突变的人卵巢囊肿容易恶变，易患卵巢癌。遗传性卵巢癌约占所有卵巢癌的15%，其余大部分的卵巢癌是散发性的。遗传性卵巢癌患者的平均发病年龄较散发性卵巢癌患者早，多携带BRCA基因突变，罹患其他恶性肿瘤的风险增加。资料显示，无BRCA基因突变的女性一生中患卵巢癌的概率为1%~2%，而有BRCA1突变的女性一生的患病风险为21%~57%，有BRCA2突变的女性一生的患病风险为11%~17%。因此，有必要对高危人群进行BRCA基因的检测。这些高危人群包括：近亲有人患乳腺癌、卵巢癌或其他相关癌症；或绝经前患乳腺癌；或同时患多个相关的肿瘤，如乳腺癌、卵巢癌；或家族中有男性乳腺癌患者等。

　　除了有家族遗传史的卵巢囊肿容易恶变以外，以下女性也容易患卵巢恶性肿瘤：

（1）患有不孕症或未育的妇女或使用过促排卵药物的女性。

（2）月经初潮12岁以前，或绝经晚于55岁的女性。

（3）得过乳腺癌、肠癌、子宫内膜癌的女性。

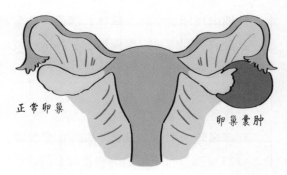

正常卵巢

卵巢囊肿

卵巢囊肿有恶变可能

卵巢囊肿大部分情况下都是良性的，基本不会癌变，但是如果是高危人群，也不排除恶变的可能。卵巢囊肿可以分为生理性囊肿和病理性囊肿两大类。生理性卵巢囊肿如卵泡囊肿和黄体囊肿，发生在月经周期内，可以自行消失，不需要处理；病理性卵巢囊肿包括皮样囊肿和囊腺瘤，有一定恶变的概率。卵巢囊肿增长的速度比较慢，如果定期做B超复查，一旦发现卵巢囊肿增长的速度比较快，或者出现腹痛、腹胀等情况，而且疼痛的程度比较严重，就需要警惕是否卵巢囊肿发生了病变，出现癌变。

出现哪些情况应警惕卵巢癌

卵巢癌早期多无症状，一般生长迅速，短期内可出现腹胀、腹部包块及腹

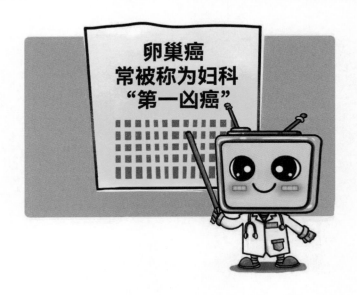

卵巢癌
常被称为妇科
"第一凶癌"

水，晚期出现压迫症状和腹痛。因此，应重视一些卵巢癌相关的临床症状，如腹胀、盆腔或腹部疼痛、腹围增加、易饱感或尿频尿急，特别是这些症状新发或经常出现时，应及时到医院就诊进一步检查。

卵巢癌有哪些检查手段

对高风险人群（如*BRCA*基因突变携带者、有家族史者）用阴道超声联合血清CA125检测进行定期的筛查，如B超检查提示盆腔附件区囊实性占位，伴丰富的血流信号，CA125水平显著升高，应警惕卵巢癌。

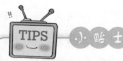

卵巢癌的发生主要与遗传、激素等因素有关，可发生于任何年龄段，发病率逐年上升。出现以下信号时需要警惕卵巢癌：

- 有肿瘤家族史，经过基因检测，发现卵巢癌基因突变。
- 卵巢囊肿密切随访过程中，B超检查提示囊实性占位，CA125显著升高。
- 出现疑似症状，如腹胀、盆腔或腹部疼痛、腹围增加、易饱感等。

（李善姬）

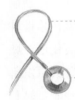

11 卵巢肿瘤会是消化道疾病吗

李女士因"下腹隐痛1个月。"就诊王医生的妇科门诊。王医生接诊后，妇科检查发现李女士盆腔的附件区可扪及一个5厘米的包块，活动性差。即刻进行盆腔B超检查提示："盆腔内一实质性占位，血流信号丰富，考虑卵巢来源可能。"但是细心的王医生又追问了李女士的既往病史，有无胃肠道疾病。李女士说她有胃病，但不进行正规治疗。王医生让她去查了血的肿瘤指标，同时嘱咐她去消化科做胃镜检查。李女士很不理解，她现在只是下腹痛，胃部无明显不适，为什么要做这个不必要的检查呢？

出现"下腹痛、卵巢肿块"等症状，首先需要考虑卵巢肿瘤。卵巢肿瘤有良性肿瘤和恶性肿瘤之分。

卵巢恶性肿瘤分为原发性、继发性和转移性3种。原发性卵巢恶性肿瘤多为腺癌，继发性卵巢恶性肿瘤多由卵巢囊肿或其他卵巢肿瘤恶变而来，转移性卵巢恶性肿瘤则由其他组织、器官癌肿转移到卵巢所致。

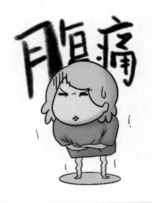
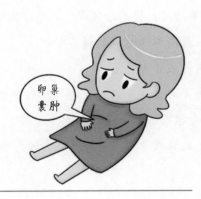

什么是卵巢转移性肿瘤

卵巢是恶性肿瘤转移的常见部位，又称转移性卵巢肿瘤，也称为库肯勃瘤（Krukenberg瘤）。库肯勃瘤广义上被定义为一类以印戒细胞为主的卵巢转移性肿瘤。该病发病率约占卵巢恶性肿瘤的10%。库肯勃瘤的来源部位包括消化道、胰腺、胆囊、乳腺、肾、肺等，其中胃是最常见的原发部位。肿瘤细胞从原发部位，通过淋巴转移、血行转移或腹腔直接种植到卵巢上形成卵巢恶性肿瘤。转移性卵巢肿瘤通常预后不佳，且常由于缺乏原发灶的临床表现而被误诊，延误治疗时机。因此，诊断原发性卵巢肿瘤还需要排除转移性卵巢肿瘤的可能。

库肯勃瘤与原发性卵巢恶性肿瘤有哪些区别

（1）发病年龄：库肯勃瘤患者的发病年龄比原发性卵巢恶性肿瘤更早。原发性卵巢恶性肿瘤常发病于绝经后女性，而库肯勃瘤多见于绝经前女性。

（2）影像学检查：原发性卵巢恶性肿瘤多为单侧肿块，性质以实性居多，而库肯勃瘤多为双侧卵巢肿块，性质以囊实性为主。因此，我们对于表现为囊性肿块的卵巢占位更需要提高警惕，防止漏诊原发灶。

（3）肿瘤标志物：库肯勃瘤的肿瘤标志物CA125、CEA升高幅度没有原发性卵巢恶性肿瘤明显，两者免疫组化染色也不完全相同。

上述区别仅作为鉴别两者的参考，实际诊断有赖于医学专业人员的综合判断。

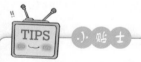

卵巢恶性肿瘤目前病因不明，难以预防，但是我们可以加强宣教、早发现、早治疗，提高治愈率。注意做到以下事项。

· 提高群体防病的科学知识。

· 开展普查普治。

· 早期发现，及时处理，特别要警惕卵巢肿瘤大于4厘米，且为实质性肿块的青春期前、绝经后女性。

· 乳腺癌及胃肠道肿瘤患者治疗后需严密妇科检查随访。

（王 鹰 柳 洲 赵江霞）

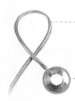

12　子宫内膜增厚，癌变风险有多高

老尤是退休工人，平常因为体胖，又有高血压、糖尿病，不愿意运动，很少出门走动。绝经数年，这几天见红了，开始以为又来月经了，但一个月来出血淋漓不净，时有时无，时多时少，无腹痛，去医院做了B超，发现子宫内膜增厚。医生建议做诊断性刮宫，以排除子宫内膜癌。老尤一下子懵了，自言自语道："我真的中招了吗？"

绝经后阴道出血要警惕什么

绝经后阴道出血是子宫内膜癌的最常见信号，子宫内膜癌好发于绝经后女

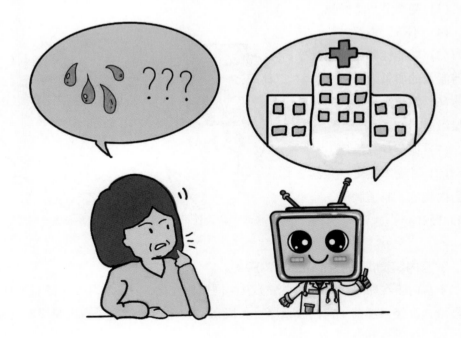

性。疾病极早期无明显症状，最常见症状是绝经数年后出现阴道出血。

子宫内膜癌会出现哪些临床症状

（1）阴道流血：主要表现为绝经后阴道流血，量一般不多；其次为围绝经期月经紊乱，常常误认为是内分泌问题；未绝经者表现为月经量增多、经期延长或月经紊乱。

（2）阴道异常排液：多为血性液体或浆液性分泌物，合并感染则有脓血性排液，恶臭。

（3）疼痛：多为下腹隐痛、下腹胀痛，晚期引起下腹及腰骶部疼痛。

哪些人易患子宫内膜癌

子宫内膜癌分为雌激素依赖型（Ⅰ型）和非雌激素依赖型（Ⅱ型）。Ⅰ型子宫内膜癌常见，与无孕激素拮抗的雌激素持续刺激直接相关。Ⅱ型子宫内膜癌少见，发生机制尚不明确。有以下高危因素人群，易患Ⅰ型子宫内膜癌。

（1）肥胖、糖尿病、高血压，又称为子宫内膜癌三联征。

（2）生殖内分泌失调性疾病：多囊卵巢综合征、无排卵型异常子宫出血。

（3）初潮早与绝经晚。

（4）不孕、不育。

（5）功能性卵巢肿瘤（分泌雌激素的卵巢肿瘤）。

（6）无孕激素拮抗的外源性雌激素治疗。

（7）他莫昔芬治疗。

（8）肿瘤家族史（尤其是子宫内膜癌、肠道肿瘤、卵巢癌和乳腺癌）。

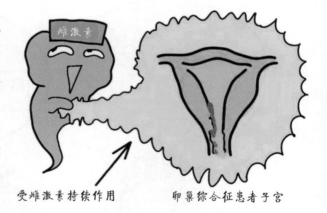

受雌激素持续作用　　　　卵巢综合征患者子宫

子宫内膜增厚需要排除子宫内膜癌

子宫内膜在卵巢激素水平刺激下发生周期性变化，一般在月经来潮后子宫内膜最薄，月经来潮前子宫内膜最厚，大概在12毫米。绝经后子宫内膜逐渐变薄，不会超过5毫米。如果子宫内膜较厚，一般与体内激素水平紊乱有关。绝经后反复阴道出血或绝经后子宫内膜厚度≥5毫米，建议进行宫腔镜检查或诊断性刮宫术，以排除子宫内膜癌。

育龄女性，有阴道出血症状或超声检查发现子宫内膜增厚，可先试用孕激素治疗。如果治疗无效，建议行宫腔镜检查；育龄女性，有阴道出血症状或超声检查发现子宫内膜不均、异常血流信号、明显占位等，建议行宫腔镜检查。宫腔镜下取子宫内膜进行组织学病理检查是子宫内膜癌诊断的金标准。

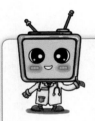

绝经后出血的常见原因

绝经后阴道出血指停经1年后又出现不规则的阴道出血。常见原因如下。

• 良性疾病：①老年性阴道炎，主要由于雌激素水平降低导致阴道壁萎缩，黏膜变薄致病菌侵入，严重者表现为脓血性分泌物。②子宫内膜炎症伴宫腔积液，表现为阴道排液增多，有时呈脓血性。③子宫黏膜下肌瘤、子宫内膜增生、内膜息肉、宫颈息肉，也常常表现为阴道分泌物呈血性，伴下腹隐痛。

• 恶性疾病：常见于子宫颈癌、子宫内膜癌，表现为同房后出血，阴道不规则排液、流血，特别是肥胖、糖尿病的女性，尤其要重视。

(李善姬)

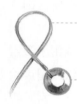

13 多吃鸡会使子宫肌瘤疯长吗

赵女士患子宫肌瘤多年，为防止病情发展，多年来规律生活，健康饮食。近期体检却发现肌瘤不但长大了，还由原来的一个长成了多个。赵女士拿着检查报告忧心忡忡地来咨询医生，"是不是因为最近感觉身体虚弱，喝了鸡汤而导致肌瘤疯长了？"

子宫肌瘤是什么

子宫肌瘤就是子宫平滑肌瘤，是子宫平滑肌增生形成的良性肿瘤，也是女性最常见的妇科良性肿瘤。由于子宫肌瘤主要是由子宫平滑肌细胞增生而成，其中还存在少量纤维结缔组织作为支持组织，故又称子宫平滑肌瘤。它可以像绿豆那么小，也可以像足球那么大，好发年龄在30~50岁。最常见的是子宫体的肌壁间肌瘤，此外还有浆膜下肌瘤和黏膜下肌瘤，较少见的还有宫颈肌瘤。

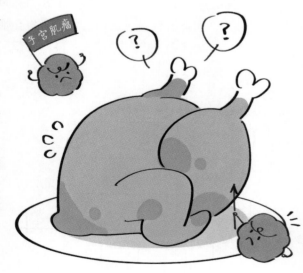

哪些因素和子宫肌瘤有关

子宫肌瘤的确切病因目前尚不明确，普遍认为与遗传、激素水平、干细胞功能失调相关。鸡肉营养丰富，蛋白质含量比例较高，种类多，而且易消化，很容易被人体吸收利用，有增强体力、强壮身体的作用，是中国人的主要膳食之一。鸡肉对营养不良、畏寒怕冷、乏力疲劳、月经不调、贫血、虚弱等有很好的食疗作用。吃鸡肉是不会导致子宫肌瘤的。不过吃鸡肉有讲究，要选择正规市场的鸡，免得吃了激素催长的鸡而得病。

小常识

子宫肌瘤的常见症状

子宫肌瘤的临床表现和肌瘤的大小、数量、生长部位相关，最常见的表现有月经、白带异常，下腹部的包块和肌瘤的压迫症状。有的患者可以没有任何临床表现，只在体检时被发现。因此，育龄期妇女若出现月经改变、小腹痛等症状应及时去妇科就诊。

（余　震　王　鹰　柳　洲　赵江霞）

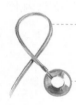

14 子宫肌瘤和子宫肉瘤是一种病吗

小柔被查出子宫肌瘤10余年，前几年不定期去医院体检，未见肌瘤有明显变化。这几个月她常常感觉下腹坠胀痛，伴尿频，但因最近她儿子高考，一直忍着没去医院检查。高考结束后，她去医院B超检查发现宫体占位性病变。"子宫肌瘤不是不会恶变的吗？真后悔没早去医院。"小柔悔悟道。

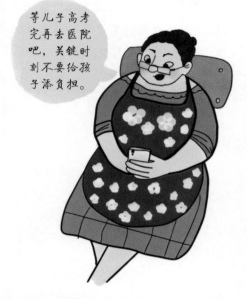

什么是子宫肉瘤

子宫肌瘤是女性生殖器官中最常见的一种良性肿瘤，恶变率很低。子宫肉瘤是一组起源于子宫平滑肌组织、子宫间质、子宫内组织或子宫外组织的恶性肿瘤。占子宫恶性肿瘤的2%~5%，占生殖道恶性肿瘤的1%。恶性程度很高，多见于绝经前后的妇女。子宫肌瘤肉瘤变属于子宫肉瘤的一种，由子宫肌瘤恶变而来。

出现哪些症状可能恶变

对于有以下情况的子宫肌瘤应警惕恶变的可能：巨大子宫肌瘤；短期内子宫肌瘤迅速增大；绝经前后子宫肌瘤继续增大；异常阴道流血、排液，腹痛及下腹部肿块等。

（1）绝经前后异常子宫出血：子宫肌瘤肉瘤变多见于40~65岁女性，特别是绝经后女性的异常阴道出血；绝经前异常阴道出血表现为经量增多、经期延长、阴道不规则流血等。

（2）巨大子宫肌瘤或短期内子宫肌瘤快速增大：子宫肌瘤短期内迅速增大（3~6个月增大1倍），或发现时肌瘤巨大，都是恶变的警示，尤其是绝经后肌瘤增大更应怀疑恶变。

（3）腹痛、下腹部肿块：因肌瘤过度膨胀或压迫邻近器官，导致下腹不适、腹部胀痛或隐痛，部分患者可自行扪及腹部增大的包块。

（4）异常阴道排液：早期可出现异常阴道排液，开始稀薄，继而为浆液性或血性，随着肿瘤的增大常伴溃疡、坏死，并有恶臭味的血性分泌物排出，可呈脓性，有时排液内有组织碎屑。

有效的检查方法有哪些

怀疑子宫肌瘤恶变需要进行以下影像学检查：B超、MRI。B超检查主要了解血管密度和血流阻力指数（RI），尤其是既往肌瘤有新生血管生长或RI降低者，需警惕肌瘤恶变。增强MRI检查也有助于鉴别肌瘤恶变。

得了子宫肌瘤怎么办

子宫肌瘤恶变的概率很低，但早期子宫肌瘤肉瘤变的临床表现与子宫肌瘤相比并无明显特殊，术前难以准确诊断，主要依靠术后的病理学检查。因此，发现子宫肌瘤时，需要多关注自己身体的变化，每间隔3~6个月进行一次B超检查。如果B超检查提示子宫肌瘤有液化、坏死等征象，应警惕子宫肌瘤肉瘤变的可能。

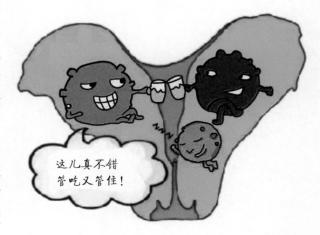

小 常 识

子宫肉瘤的种类

　　根据细胞来源，子宫肉瘤分为平滑肌肉瘤、内膜间质肉瘤、未分化子宫肉瘤和其他罕见肉瘤。其中最常见的是继发于子宫平滑肌瘤的子宫肌瘤肉瘤变。原发于子宫平滑肌层或子宫血管平滑肌的称子宫平滑肌肉瘤，较少见；发生于子宫底部的息肉状肿瘤，即内膜间质肉瘤，更少见，它突出于宫腔内甚至达宫颈口，或由内膜向肌层弥漫性浸润。

（李善姬）

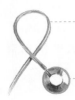# 15 定时流鼻血，怎么会是妇科疾病

高三学生小何发现自己有一个特殊情况，每个月定时流鼻血。本来没在意，觉得马上要高考了，天气越来越热，上火流鼻血是正常事。但是每个月都按时流鼻血，仔细想想还都是来"大姨妈"的那几天，这是不是太奇怪了？"我该去哪个科室看病呢？"小何一筹莫展。

何谓子宫内膜异位症

顾名思义，子宫内膜长在了不该长的位置而发病。子宫内膜本应该位于子宫体，因为种种原因却长在了如卵巢、盆腔甚至胸膜、肺等部位，造成这些部位在经期出血。小何的子宫内膜长在了鼻腔里，所以经期鼻子就出血，月经干净了，鼻子的出血也停了。

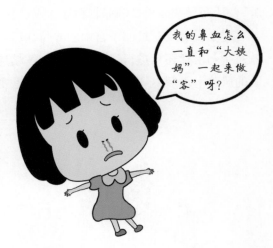

我的鼻血怎么一直和"大姨妈"一起来做"客"呀？

子宫内膜异位症还有哪些症状

小何的症状以鼻子定时流血为主，但对于大多数患者来说，子宫内膜异位症可不是个轻松的疾病，因为最主要的典型症状是痛经，是那种痛到怀疑人生的痛，而且进行性加重。不过，也有患者除了检查发现子宫内膜有异位之外，没有任何特殊不适，还有的会并发不孕，月经量增多、经期时间延长，严重的会出现贫血。

为什么会得这个病

目前子宫内膜异位症的病因还不十分明确，但流行病学的调查显示高发年龄

痛经与子宫内膜异位症有明显关系

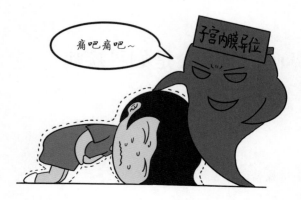

是生育期女性，大多在25~45岁，而且生育少、生育晚的女性比生育多、生育早的女性更容易发病。剖宫产、人工流产、宫腔镜和腹腔镜等操作也会增加患病风险。

会影响生育吗

由于异位的子宫内膜会随月经周期也出现流血的情况，就会导致其周围组织发生增生、粘连。大多数的子宫内膜异位症发生在卵巢，因为病灶里面的陈旧性血液聚集，形成囊肿，呈现出咖啡色黏稠液体，形似融化的巧克力，就是我们俗称的"巧克力囊肿"，从而导致卵巢、输卵管粘连，以及盆腔环境改变等造成不孕。

对于没有生育过的子宫内膜异位症患者，建议尽早生育。同时无论是口服短效避孕药治疗还是进行切除病灶、分解粘连的手术治疗，只能缓解症状，都有复发的风险。术后继续药物控制和随访很重要。

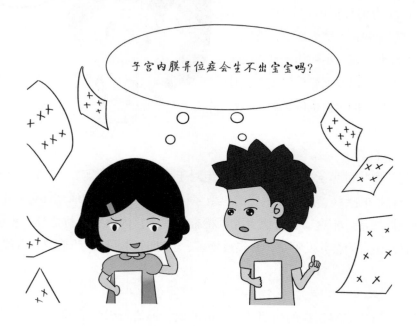

困扰女性的慢性盆腔痛

慢性盆腔痛是指持续至少6个月的脐部下方腹内疼痛，常累及子宫和双侧附件，有时与肠道、膀胱或盆底肌肉有关，甚至还会有心理因素。根据文献，全球约26%的女性受到慢性盆腔痛的困扰，可能严重影响患者的身体健康和生活质量。病因包括：子宫内膜异位症、盆腔炎性疾病、膀胱疼痛综合征/间质性膀胱炎、盆底疼痛、纤维肌痛等。女性慢性盆腔痛是一种涉及多系统、多学科的常见疾病，是多学科诊疗的重要组成部分，精确了解患者病理、社会和心理因素很重要，有助于确定综合治疗方案。

（余 震 王 鹰 柳 洲 赵江霞）

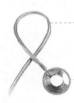 # 16 多囊卵巢综合征是卵巢囊肿吗

身高150厘米但体重130斤的大学生小魏，脸上长满青春痘，身上毛发丰富，月经经常延迟。最近，3个月没来月经，妈妈担心她有妇科问题，带着她来到妇科门诊。医生根据她的病史，做了B超及血液检查后，诊断她患了"多囊卵巢综合征"。

何谓多囊卵巢综合征

多囊卵巢综合征（PCOS）是一种生殖功能障碍与糖代谢异常并存的内分泌紊乱综合征，是青春期和育龄期女性常见的妇科内分泌疾病。

正常情况下，由于促卵泡激素的作用，每个月经周期会发育一批卵泡，一

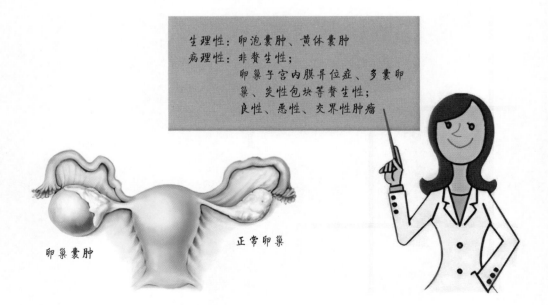

生理性：卵泡囊肿、黄体囊肿
病理性：非赘生性；
　　　　卵巢子宫内膜异位症、多囊卵巢、炎性包块等赘生性；
　　　　良性、恶性、交界性肿瘤

卵巢囊肿　　　　　正常卵巢

般是3~11个，在月经周期的第7天，有一个卵泡脱颖而出发育成优势卵泡，伴随着优势卵泡的形成，其他的卵泡将逐渐萎缩。优势卵泡在月经周期的第11~13天，卵泡液急剧增加，卵泡腔变大，卵泡体积显著增大，可达到20毫米左右，

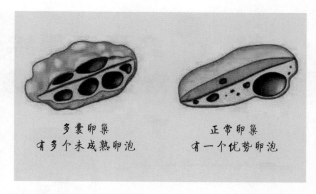

多囊卵巢
有多个未成熟卵泡

正常卵巢
有一个优势卵泡

此时体内的促黄体生成素也达到高峰，促使卵泡破裂，完成排卵。而对于多囊卵巢综合征患者的卵巢而言，不会发生一个卵泡能够逐渐发育成熟至优势卵泡的状态，也不会出现同时发育的其他几个没有发育成熟卵泡出现自然性凋亡的现象。因此，卵巢内会形成一个个囊肿而表现为多囊卵巢，出现一系列症候群。它不同于卵巢囊肿，即一个卵巢内一般只有一个囊性肿物。

临床表现症候群

多囊卵巢综合征是以稀发排卵或无排卵、高雄激素或胰岛素抵抗、多囊卵巢为特征的内分泌紊乱的症候群。

（1）月经不调：多表现为月经稀发（周期35天至6个月），经量稀少，甚至表现为不规则子宫出血，严重时会导致闭经。

（2）男性化表现：多毛（上唇、下颌、胸、背、小腹正中部、大腿上部两侧及肛周的毳毛增粗、增多，以性毛增多为主）、痤疮、脂溢性脱发、油脂性皮肤。

（3）肥胖：体重超过20%，体重指数≥25者占30%~60%。肥胖多集中于上身，腰/臀比例>0.85。多自青春期开始，随年龄增长而逐渐加重。

（4）不孕或妊娠期并发症：50%~80%的多囊卵巢综合征患者会发生不孕，即使怀孕，也会致流产率增加两倍，也会导致妊娠糖尿病和妊娠高血压发病率增加3~4倍。

（5）其他：情感障碍、性欲减退。

此囊非彼囊也

（1）致病原因不同：多囊卵巢综合征是由于内分泌紊乱或糖脂代谢紊乱所引

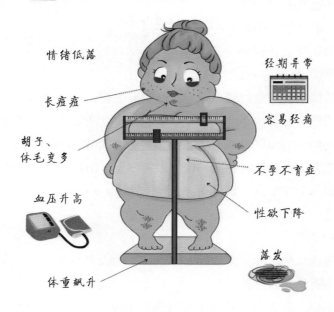

PCOS 多囊卵巢综合征 常见的10大症状

情绪低落
长痘痘
胡子、体毛变多
血压升高
体重飙升
经期异常
容易经痛
不孕不育症
性欲下降
落发

发的一种疾病，而卵巢囊肿主要是因为卵巢占位性病变，可有良性囊肿和恶性囊肿之分。

（2）症状不同：多囊卵巢综合征的主要症状是月经异常及排卵异常、多毛、痤疮等。卵巢囊肿的症状不明显，月经周期基本正常，囊肿较大的患者可能表现出下腹部隐隐作痛、腹部胀满感或下坠感等现象。

（3）B超表现不同：多囊卵巢综合征一般是双侧卵巢发病，可以发现双侧卵巢增大，可能会大于正常水平的2~3倍，也会引起包膜厚度增加，在增大的卵巢中可以看到8~12个小囊样结构。卵巢囊肿一般为单侧发病，单侧卵巢明显增大，里面有一个大的囊样结构。

（4）治疗方式不同：对于多囊卵巢综合征，主要应用相关药物进行治疗，常见的药物有地屈孕酮片、醋酸环丙孕酮片等。而治疗卵巢囊肿的主要方式是手术，通过卵巢囊肿切除术、患侧卵巢切除术、全子宫切除术等，达到较好的治疗效果。

另外，多囊卵巢综合征和卵巢囊肿还存在其他区别，如性质不同、并发症不同、实验室检查结果不同等，因此它们是两种截然不同的疾病。

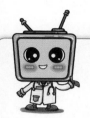

多囊卵巢综合征的实验室检测方法

类固醇激素是检查多囊卵巢综合征的重要指标，通过以下指标可以反映患者体内的雌激素和雄激素水平。

· 促性腺激素：约75%患者促黄体素（LH）升高，卵泡刺激素（FSH）正常或降低，LH/FSH≥3。

· 雄激素：包括睾酮、双氢睾酮、雄稀二酮和17酮类固醇升高，由于性激素结合球蛋白（SHBG）降低使游离态雄激素升高。

· 雌激素：总量可达513.8 pmol/L（140 pg/mL），雌二醇（E2）相当于卵泡早期水平约为220.2 pmol/L（60 pg/mL），性腺外雌酮生成增加使E1/E2≥1。

· 肾上腺硫酸脱氢表雄酮（DHEA-S）：生成增加，血浆浓度≥11.45 μmol/L（3.3 μg/mL），17-羟孕酮（17α-OHP）也增高。

· 催乳素（PRL）：多囊卵巢综合征时可轻度升高，但因高催乳素血症可出现类多囊卵巢综合征症状，应加以鉴别。

· 尿17-羟皮质类固醇（17-OHCS）和17-酮皮质类固醇（17-KS）：24小时尿17-KS升高，反映肾上腺雄激素分泌增多。

（柳　洲　王　鹰）

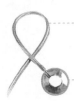

17 会痛经的卵巢肿瘤，你听说过吗

小章是位白领，每个月来"大姨妈"的那几天，都让她痛不欲生，止痛药是随身必备之物。每个月还得想方设法地跟上司请假，尴尬不说，还唯恐丢了饭碗。每当躺在床上靠止痛药和热水袋艰难度日时，她不止一次地闪过这样的念头：实在太折磨人了，我要切子宫！

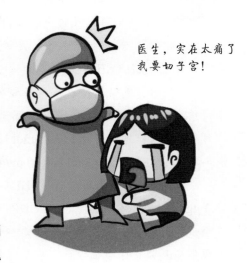

医生，实在太痛了我要切子宫！

痛经真有这么严重吗

研究显示，全球80%的女性有不同程度的痛经症状，不妨来听听她们的灵魂呐喊。

"小腹绞痛，犹如'虾精'附身，眼前繁星点点，浑身发软；热水与姜汤齐飞，暖宝宝与厚被共舞，下辈子真不想再做女人！"

"就好像肚子里变成了职业学校挖掘机专业练习场地，痛到想变性！"

"基本进入幻觉，就和演电影似的，还是无声片，周围什么也听不见了，大冷天浑身出汗都湿透了……"

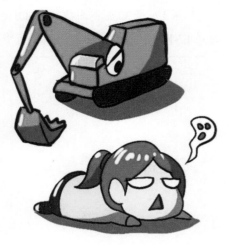

哪些因素容易诱发痛经

（1）家族史。

（2）个人因素：初潮过早、经量过多、肥胖、心理压力过大等。

（3）不良生活习惯：久坐、食用生冷食物、吸烟、环境寒冷和剧烈运动等。

久坐　　食用生冷

吸烟　　环境寒冷　　剧烈运动

痛经需要治疗么

痛经分为原发性和继发性痛经两大类。前者从初潮开始就经常痛经，检查后却发现身体没什么毛病，多呈下腹部痉挛性疼痛。后者行经多年后才出现，通常由生殖系统病变引起，如子宫内膜异位囊肿（俗称巧克力囊肿）、子宫腺肌病、生殖道畸形等。

在很多人的观念中，痛经是一种再正常不过的"生理痛"，无需理会，其实绝非如此！如果痛经严重到影响正常工作和生活，或者痛经程度逐渐加剧，请务必及时就医。我们开篇提到的小章，就诊后医生发现她的痛经正是"卵巢巧克力囊肿"在作怪。

恼人的痛经该如何治疗

首先，要科学地调适心理。经期轻度不适是正常生理反应，无须太过于紧张和焦虑，要知道情绪本身就是痛经的一大诱因。

其次，保持良好的生活习惯，包括充足的睡眠、规律适度的运动和戒烟等。

如果实在痛得影响生活和工作，也不要硬抗，更不要搬出"忍一忍就过去了，能不吃药坚决不吃！""痛经的药肯定有依赖性，宁可痛死我也不吃。"这些毫无科学依据的说法。你可能并不知道，疼痛本身对身体的伤害比药大得多，而且遍布全身各个系统：焦虑、暴躁、抑郁、血糖及血压升高、心动过速、恶心呕吐、免疫力下降等。知道了这些不良反应，你确定还要"一忍再忍"吗？

其实，我们能选择的"靠谱"药物有很多。

（1）最常用的就是"止痛药"，如布洛芬。当疼痛出现或预计出现时开始服用，建议餐后服用。别害怕，没有成瘾性！

（2）口服短效避孕药。该药除了高效避孕以外，治疗痛经也绝对是一把好手！如果你同时有避孕要求，它一定是你的最佳选择。别担心，绝不会让你变胖！

（3）孕激素，包括口服药和一种含有孕激素的节育环。

此外，针灸、中药对痛经也有一定治疗作用，但效果个体差异较大。只有在上述治疗效果都不满意，或者合并卵巢子宫内膜异位症（卵巢巧克力囊肿）等疾病引起的继发性痛经时，才考虑手术治疗。开篇病例里的主人公小章，最终就是通过手术切除了病变的囊肿，让她彻底摆脱了痛经的困扰。

生活中也有上了年纪的中老年女性对痛经不屑一顾："有啥好担心的，生完孩子自然就好了！"这句话既有道理，也没道理。对于因子宫内膜异位症等疾病引起的继发性痛经，怀孕、哺乳确实有一定的治疗作用；对于宫颈狭窄引起的痛经，阴道顺产后痛经也会得到缓解。但是大多数情况下，怀孕生子并不能解决痛经问题。

关爱女性，不妨就从"痛经"开始！

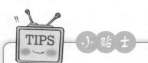

如果痛经严重到影响正常工作和生活，或者痛经程度逐渐加剧，请务必及时就医，有些痛经是由肿瘤引起，需手术治疗。只要在医生的指导下治疗，大多数痛经都能通过安全有效的药物缓解。

（顾卓伟）

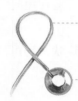

18 没有男朋友，怎么有胎儿

刚刚步入高三的小施突然发现自己的肚子好像变大了，而且还不时地觉得小腹胀痛，以为是升学压力大，吃多后长胖了。在妈妈的陪伴下她去医院检查，B超检查结果显示"畸胎瘤？"母女俩震惊了，没有男朋友和性生活，怎么怀孕了呢，而且怀的还是个畸形的胎儿？母女俩赶紧拿着报告单去找医生。

畸胎瘤是畸形的胎儿吗

畸胎瘤其实是一种先天性疾病，并不是因为怀孕，更不是胚胎发育异常导致的。它是生长在卵巢组织中的生殖细胞异常增生，聚集形成肿瘤，好发于年轻妇女及幼女。

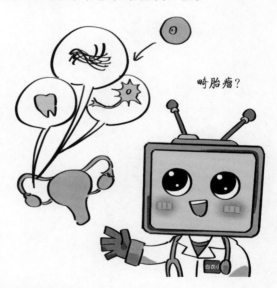

畸胎瘤？

畸胎瘤是良性的还是恶性的

畸胎瘤分为成熟畸胎瘤和未成熟畸胎瘤。成熟畸胎瘤大多数为良性，少数可能发生恶变；未成熟畸胎瘤则是恶性肿瘤，好在成熟畸胎瘤占畸胎瘤的95%以上，所以大多数畸胎瘤是良性的。

患畸胎瘤有什么症状

畸胎瘤早期患者大多没有明显症状，常在B超检查时被发现。由于生长的部位不同，畸胎瘤大小不同，症状也会不同，常有以下表现。

（1）腹痛：当它发生扭转时会出现剧烈腹痛。

（2）腹胀：有时可以摸到腹部肿块；恶性的畸胎瘤生长迅速，还可能在短时间内产生大量腹水。

（3）其他症状：包括因为生长位置靠近尾骨而发生便秘、尿痛等症状，还可能引起头痛和精神症状。

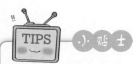

　　针对未婚、未育年轻女性，特别是无性生活的少女，发现有腹胀、腹痛症状，还需及时就诊妇科，免得耽误病情。

（柳　洲　王　鹰）

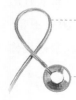# 19 月经紊乱、溢乳，难道不是妇科疾病

19 岁的大二学生小李最近情绪低落，常拒绝聚会等集体活动。原来她有难言之隐。半年前，她开始无故出现月经紊乱，经量逐渐减少，更为尴尬的是，出现溢乳，天气暖和后她穿的单衣常被被乳汁打湿。自己是个"单身狗"，怎么会莫名其妙分泌乳汁呢？一天，她被同学发现，小李甚是羞愧，痛苦不堪。在好心同学的劝解及陪同下，她走进了妇科门诊诊室。

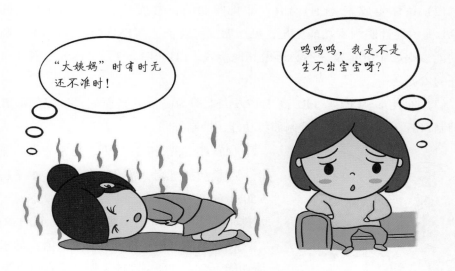

月经紊乱、溢乳、不孕，当女孩子遇到这些问题时，马上想到的是去医院的妇科就诊，殊不知这些症状的背后可能隐藏着另一个"元凶"——垂体瘤。

什么是垂体瘤

垂体瘤是颅内最常见的良性肿瘤之一，占颅内肿瘤的 10%~20%，多见于育

龄期女性。这种肿瘤虽属良性，却能分泌过量的催乳素，引起高催乳素血症，抑制下丘脑-垂体-卵巢轴（HPO）的正常功能，造成促黄体素（LH）与卵泡刺激素（FSH）水平降低。不仅影响卵巢甾体激素合成能力，导致雌、孕激素不足，出现月经稀少或闭经，还能导致卵泡发育障碍，出现不孕。另外，泌乳素还可作用于乳腺导管细胞，引起非妊娠期女性分泌乳汁。

性激素检测发现"真凶"

妇科医生常会让患者进行血液性激素检测，共有6项，包括：①FSH，卵泡刺激素；②LH，黄体生成素；③PRL，催乳素；④E_2，雌二醇；⑤P，孕酮；⑥T，睾酮。

（1）卵泡刺激素（FSH）：FSH低，见于雌孕激素治疗期间、席汉综合征等。FSH高，见于卵巢早衰、卵巢不敏感综合征、原发性闭经等。FSH高于40 IU/L的患者对克罗米芬之类的促排卵药无效。

（2）黄体生成素（LH）：LH在非排卵期的正常值一般是5~25 IU/L，低于5 IU/L提示促性腺激素功能不足，见于席汉综合征。高FSH如果再高LH，则卵巢功能衰竭已十分肯定，不必再做其他检查。LH/FSH ≥ 3则是诊断多囊卵巢综合征的依据之一。

（3）催乳素（PRL）：PRL高于17.6 μg/L即为高催乳素血症，过多的催乳素可抑制FSH及LH的分泌，抑制卵巢功能，抑制排卵。

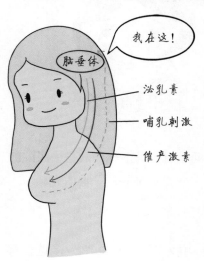

我在这！

脑垂体

泌乳素

哺乳刺激

催产激素

（4）雌二醇（E_2）：E_2低，见于卵巢功能低下、卵巢功能早衰、席汉综合征。E_2水平超过5 505 pmol/L（1 500 pg/mL），卵巢增大，见于诱发排卵过程中的卵巢过度刺激综合征（OHSS）。

（5）孕酮（P）：排卵后期P低值，见于黄体功能不全、排卵型功能失调性子宫出血等。

（6）睾酮（T）：T值增高，见于高睾酮血症，可引起不孕。患多囊卵巢综合征（PCOS）时，T值也增高。表现为多毛，多见于口唇、下颌颊侧、下腹、耻上、股内侧和小腿外侧，并伴有痤疮、皮脂溢出和脱发。多毛与高雄激素血症非同步。

　　小李经过血液性激素检查，发现血催乳素竟高出正常范围10倍。于是医生建议做了垂体磁共振检查，发现大脑底部，鼻子后面深部有一个肿瘤。终于找到了"元凶"：原来小李患了脑垂体瘤。小李经过口服药物治疗1个月后，复查血液催乳素，降至了正常范围，月经紊乱、溢乳也明显改善。

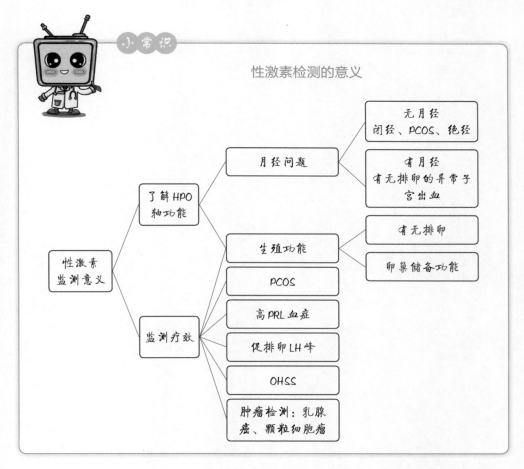

小常识

性激素检测的意义

性激素监测意义
- 了解HPO轴功能
  - 月经问题
    - 无月经 闭经、PCOS、绝经
    - 有月经 有无排卵的异常子宫出血
  - 生殖功能
    - 有无排卵
    - 卵巢储备功能
- 监测疗效
  - PCOS
  - 高PRL血症
  - 促排卵LH峰
  - OHSS
  - 肿瘤检测：乳腺癌、颗粒细胞瘤

（王　鹰　柳　洲）

检查手段林林总总，应检尽检

　　凡是有过性经历的女性，都应每年进行一次妇科体检。妇科常规检查一般应安排在月经结束后的3~7天内。体检前应将自己的情况如实告诉医生，包括以往的病史、近3个月的月经经过、经期出现的问题、历次妊娠的经过等。根据每位女性的年龄、遗传、病史和生活方式等的差异，需要检查的项目都不一样，一般妇科常规检查主要是妇科双合诊检查、妇科超声检查、经阴道B超检查这些项目。妇科双合诊检查是各个年龄段女性体检必选的项目，此项检查的内容包括：外阴部检查、阴道检查、宫颈检查、子宫及附件检查。宫颈涂片的病理检查，可以及时地发现宫颈癌。妇科超声检查：可以及时查出子宫肿瘤、盆腔炎或脓肿等。如果您出现白带异常、阴道瘙痒、月经不调、痛经、月经过多和时间过长等异常情况，请及时就医。

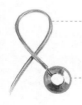 **1** 不痛不痒不流血，需要做妇科体检吗

　　某私营企业高管王女士，下身从来都不痛、不痒，也不异常出血。最近一次性生活后出现了阴道流血，就诊后竟被确诊是宫颈癌，而且是中晚期，她觉得很接受不了。"为什么我从来没有症状，第一次出现不适就看病了，怎么会得中晚期恶性肿瘤呢？"医生严肃地说："问题的关键就是你从来不做妇科体检。"

妇科体检的时间和频率

　　一般建议有性生活的女性定期接受妇科检查，每年1次。对于25岁及以上有性生活史的女性，还推荐进行宫颈癌筛查，筛查间隔时间为3~5年。如果既往筛查结果均正常且无特殊疾病史，65岁以上女性可停止宫颈癌筛查。

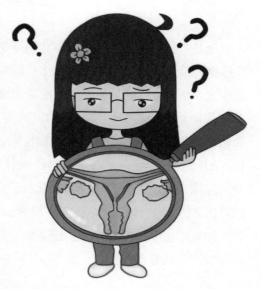

妇科体检内容

　　（1）双合诊或三合诊：也就是平时常说的妇科（内诊）检查，只针对有性生活史且非经期女性。被检查者躺在检查床上，双合诊时医生用戴着手套的食指和中指，通过阴道，触摸子宫颈，同时用另外一只手按压腹部，检查子宫的大小，输卵管、卵巢有无异常。三合诊，则是将食指置于阴道内，而中指置于肛门内，主要是检查后位子宫的大小，以及后盆腔肿物的大小等。

　　（2）阴道分泌物检查：一般仅针对有性生活的女性，如白带常规检查、细菌

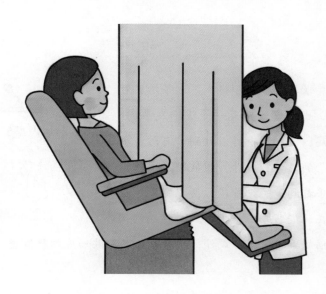

性阴道病检查（BV），了解阴道分泌物有无感染滴虫、霉菌及有无菌群失调。如果检查结果异常则需要针对性处理。

（3）宫颈分泌物检查：宫颈分泌物检查主要是为了排除支原体、衣原体、淋球菌等性传播性感染疾病，针对人群一般为有高危性行为或有相应症状的女性。

（4）宫颈癌筛查及人乳头瘤病毒检测：对25岁及以上有性生活史的女性（不论近阶段是否有性生活）推荐进行宫颈癌筛查，筛查间隔时间为3~5年。目前最佳的筛查手段是宫颈细胞学检查（TCT）+人乳头瘤病毒（HPV）检测，可以早期发现女性下生殖道癌前病变并给予早期干预，避免宫颈癌的发生、发展。

（6）盆腔B超检查：包括经腹、经阴道及经直肠盆腔B超检查。对于有性生活史的女性，一般进行经阴道盆腔B超检查，该检查受干扰少，更易看清子宫是否存在肌瘤、腺肌病，子宫内膜是否增厚，卵巢及输卵管是否有肿物等；对于无性生活的女性，一般建议进行经直肠盆腔B超检查，以减少肠胀气及腹壁脂肪的干扰。但是，经腹盆腔B超检查有时也有不可替代的作用，比如对较大、已超出盆腔范围肿物的检查。

（7）其他检查：主要是对妇科生殖道肿瘤常规进行的肿瘤标志物检查，如CA125、CA19-9、CEA及AFP等。

有部分女性误以为乳腺问题属于妇科范畴，但其实乳腺检查属于乳腺外科范畴，所以建议所有女性朋友每年还应行乳房检查。

妇科疾病跟其他疾病一样，早诊早治非常重要，而且，由于宫颈癌是一个逐渐发展的、多阶段的疾病，定期筛查可以做到"可防、可治、不可怕"的效果；另外，卵巢肿瘤一旦出现症状，几乎都到了晚期阶段，所以定期体检尤为重要。在此提醒每位女性，妇科疾病的预防，除了提倡健康的生活方式外，最好每年定期做一次妇科检查。

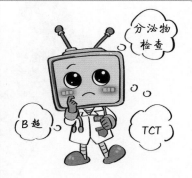

（赵爱民）

2 妇科超声检查方法很多，我该选哪一种

　　面对经阴道超声检查，面对需要你"宽衣解带"配合的医生，几乎每一个第一次接受检查的女性都会"不明所以"，甚至"花容失色"，更有甚者会惊恐万分地看着检查仪器，质疑道："医生，我要做的明明是妇科B超啊，你这个阴式超声又是啥啊？"

妇科超声检查应用广泛

　　妇科超声检查是一种利用超声波对女性生殖器官即子宫、宫颈、卵巢和输卵管展开的医学影像学检查。通过对上述器官形态、大小和位置的显影，可以对先天性生殖器官的畸形作出诊断，比如双子宫、双角子宫、纵隔子宫，甚至先天性子宫发育不良等；也可以对宫内节育器的位置进行检测；还可以通过显示上述器官的大小和内部回声异常来诊断一系列妇科器质性疾病，如子宫肌瘤、卵巢囊肿、输卵管积液等等。另外，还可以通过监测卵泡的生长来预估排卵时间。在妊娠早期通过观察孕囊的位置和胚芽的大小来判断是否为正常的宫内妊娠及妊娠时间，还可以诊断孕囊位置在正常宫腔之外的各种异位妊娠。可以毫不夸张地说，妇科超声检查是女性在妇科就诊过程中普遍使用且具有重要价值的一项检查。

最常用的经阴道超声检查

　　大家对超声检查的印象都停留在刻板印象里：就是医生给受检者的检查部位涂上黏黏糊糊的"透明啫喱"（耦合剂），然后手执一个检查器械（体表超声探头）在受检者腹部上下左右移动，正是因为这种认知的片面，导致文章开头尴尬一幕的出现。这种几乎众所周知的检查就是所谓的体表超声检查，有时候又称为腹部超声检查，是妇科超声检查的一种方式。

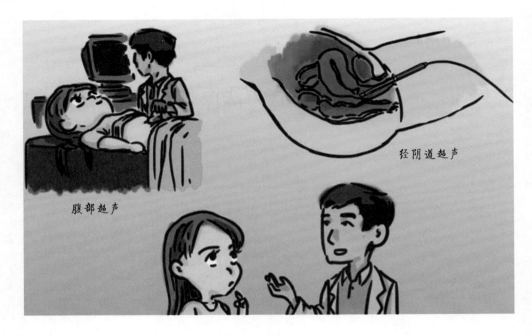

腹部超声

经阴道超声

　　经阴道超声检查是妇科超声检查的另一种常用方式。顾名思义，"经阴道超声检查"就是将细长的检查仪器（阴道超声探头）置于受检者阴道内进行超声检查，它是目前对有性生活的女性常用的一种超声检查方法。

　　其实，妇科超声检查还包括另一种更"鲜为人知"的检查方式，就是将细长的超声探头置于受检者的直肠内获得盆腔内生殖器官图像的检查，即经直肠超声检查。

如何选择超声检查方式

　　多种检查方式，实在令人眼花缭乱，那选择哪一种检查方式更好呢？

　　（1）没有性生活史的女性：必须选择体表超声检查或经直肠超声检查，不适合用经阴道超声检查。

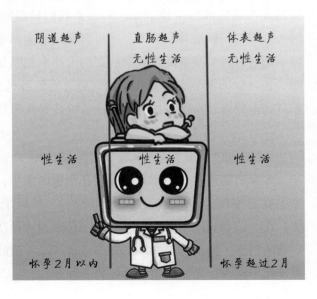

阴道超声　　　直肠超声　　　体表超声
　　　　　无性生活　　　无性生活

性生活　　　性生活　　　　性生活

怀孕2月以内　　　　怀孕超过2月

（2）有性生活史的女性：选择范围广泛，上述方式均可适用，但一般首选经阴道超声检查。在一些特殊情况下，也可以选择体表超声联合直肠超声检查的方式，或者选择经阴道超声联合体表超声检查的方式。

（3）早孕阶段（约孕2月内）的女性：可选择经阴道超声检查，而妊娠时间大于2个月时，选择体表超声检查就更为合适。

大家不用担心如何去选择，因为医生在详细询问病史、了解病情后，会为受检者作出最合适的检查方案。

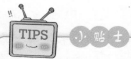

在做经阴道超声检查或经直肠超声检查前的半小时内或更长时间内，患者应该排空膀胱。这是因为膀胱内的尿液会在经阴道超声检查时对图像产生"干扰"，导致无法得到清晰准确的超声图像。

而在做妇科体表超声检查时，则恰恰相反。患者需要适度充盈膀胱后接受检查。一般方法是在15~20分钟内喝下800~1 000毫升的饮用水，也可以喝利尿的茶饮料或咖啡。一般等待50~60分钟后"尿意明显"时检查为最佳时机。

（万晓燕）

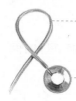 # 3　阴道镜检查只观察阴道病变吗

　　32岁的小方女士今年在公司体检中宫颈癌筛查的结果是：HPV高危16+，宫颈液基细胞正常。体检中心建议她去医院就诊。她拿着体检报告到医院妇科就诊，医生了解病史后建议她做阴道镜，她一头雾水，"为什么要做阴道镜检查？""对人体有伤害吗？"

　　我们每个人都有一双观察世界的眼睛，而我们医生的眼睛可以借助许多镜子透过镜头发现了人体内的许多秘密，从而帮助医生轻松地为病人解决许多麻烦。这些镜子中老大是腹腔镜，老二是胃镜，老三是肠镜，这些大家最熟悉。在妇科，医生可以借助阴道镜来发现女性的私密问题。

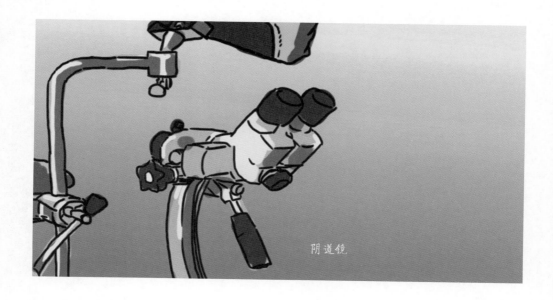

阴道镜

阴道镜的作用

阴道镜，顾名思义就是观察阴道的镜子，但是它并不单纯观察阴道，也并不只是一面镜子。事实上，除了阴道，他主要观察宫颈情况。镜头可以将看到的东西放大10~60倍，而且还自带光源和滤镜，这样医生可以清楚地看到子宫颈表皮、血管和阴道壁上微小的病灶。

谁适合阴道镜检查

（1）宫颈癌筛查发现异常时（HPV高危型阳性或宫颈细胞学检查为不典型鳞状上皮细胞及以上病变）。

（2）肉眼看见阴道壁/宫颈上有"菜花样"肿块、溃疡、重度糜烂等可疑病变。

（3）肉眼观察醋酸染色检查及复方碘染色检查结果阳性。

（4）肉眼看见外阴/肛周有病变，怀疑外阴上皮内瘤变或癌变者。

（5）做了宫颈环形电切术（LEEP）的宫颈，阴道镜检查可以评估疗效，也有助于制订下一步的诊疗计划。

检查前准备

有急性阴道炎、宫颈炎的女性，要先治疗炎症，治愈了才能检查。检查前24小时内不要同房、阴道冲洗或上药。最好在月经干净后的第7~10天做检查。

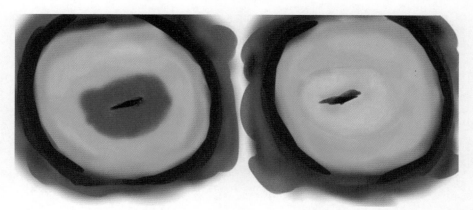

正常红色柱状上皮　　　　　　　加醋酸后变为白色

检查后注意事项

做完检查，阴道可能会有少量出血，这是正常现象，因为取了一部分组织做病理学检查。如果阴道出血量较多，医生会在阴道内塞纱布止血，6小时后自行取出。如果一直出血，或者出血量变多与月经量差不多，就要马上去医院就诊。还要记得2周之内最好不要同房、坐浴或进行阴道冲洗，不然会影响伤口愈合，也会增加感染风险。

小常识

阴道镜的发展

早在1925年阴道镜就已经诞生，只是当时还不成熟，作用也有限。经过医生、科学家们坚持不懈的努力，到了20世纪60年代终于被大众认可，成为评估宫颈病变的有效手段。近年来，随着医学的迅速发展和进步，阴道镜不断得到技术更新，有了质的飞跃，在妇科疾病的诊断中发挥了重要作用。

（王 鹰 柳 洲）

4 宫腔镜检查只是做个检查吗
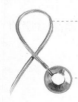

4 宫腔镜检查只是做个检查吗

"为什么要做宫腔镜检查？我只是月经不干净，吃点调经药不就行了？"

"宫腔镜检查是检查还是手术？危险吗？一定要做吗？"

"要做宫腔镜检查啊？什么？还要住院？要打麻醉，还是全麻？医生，那是为什么呢？"

......

每天在妇科门诊，会碰到很多月经不规则的女性，当听到医生建议做宫腔镜检查时，第一反应基本都是这样：感到害怕，不愿意做。

什么是宫腔镜检查

宫腔镜是用于宫腔内检查和治疗的纤维光源内镜系统，其主要组成包括宫腔

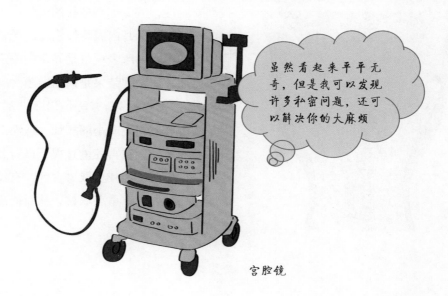

虽然看起来平平无奇，但是我可以发现许多私密问题，还可以解决你的大麻烦

宫腔镜

镜镜子、能源系统、光源系统、灌流系统和成像系统。宫腔镜检查是一项新的妇科诊疗微创技术，简单地说，就是用自带光源的放大镜来直接观察病人子宫腔内的情况，在直视的状态下对宫腔内的病变进行取材和治疗，可以大大提高诊疗的安全性和有效性。

什么情况下需要做宫腔镜检查

（1）异常子宫出血（AUB），包括月经周期、经期、经量的改变，如月经过多、过频、经期延长及同房后出血、绝经后阴道流血。

（2）子宫内膜增厚或宫腔占位。

（3）诊断性刮宫（诊刮）止血。宫腔镜不仅可以检查宫腔内的病变情况，在宫腔镜下诊刮也是止血的一种手段。在子宫内膜或占位病变病理结果出来之后，医生可以做出治疗方案。如果是良性病变，那医生就可以用药物来调节月经了。

（4）不孕症或习惯性流产。通过宫腔镜医生可直视观察患者的宫颈、宫内情况，输卵管开口，发现干扰受精卵着床和发育的病变，同时还可以行输卵管通液术，以了解输卵管畅通情况。

（5）取出宫内异物。很多有宫内节育器的女性因为绝经或不适要求取环，当出现节育器位置异常、嵌顿或子宫萎缩时，需要在宫腔镜直视下取出，这样可以

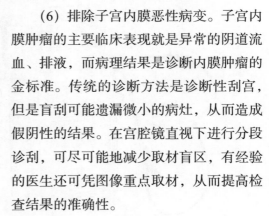

提高安全性，减少子宫穿孔的风险。

（6）排除子宫内膜恶性病变。子宫内膜肿瘤的主要临床表现就是异常的阴道流血、排液，而病理结果是诊断内膜肿瘤的金标准。传统的诊断方法是诊断性刮宫，但是盲刮可能遗漏微小的病灶，从而造成假阴性的结果。在宫腔镜直视下进行分段诊刮，可尽可能地减少取材盲区，有经验的医生还可凭图像重点取材，从而提高检查结果的准确性。

宫腔镜即是"异常子宫出血"等疾病判断病因的一种方法又是"子宫内膜肿瘤、宫腔占位，宫内节育器断裂取出"等疾病诊断、治疗的一种手段。所以临床上我们要好好认识它，运用好这一"神器"，更好地为病人服务。

（余　震　王　鹰　柳　洲　赵江霞）

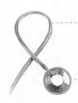

5 一定要做宫颈细胞学检查吗

孙女士最近工作较忙，没及时体检，因月经不规则去医院妇科就诊。医生问她："你做过TCT检查吗？"孙女士听了一头雾水，满脸紧张地表示："我没有听说过，这是什么检查，我是不是出了状况？一定要检查吗？"

什么是TCT检查

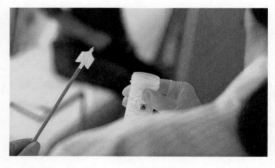

TCT检查是液基薄层细胞检测（thinprep cytologic test）的首字母简称，俗称宫颈细胞学检查。它采用液基薄层细胞检测系统检测宫颈细胞并进行细胞学分类诊断，是目前全球广泛使用的一项筛查宫颈癌的细胞学技术，目的是检测宫颈的异常细胞。与传统的宫颈刮片（巴氏涂片）检查相比，明显提高了标本的满意度及宫颈异常细胞的检出率。通常医生会将窥器置于阴道，用一个软刷来采集宫颈的脱落细胞，标本会被送往实验室进行显微镜观察。当所有的细胞都正常时，宫颈细胞学检查为正常。异常的宫颈细胞学检查就意味着宫颈的一些细胞并没有正常生长。尽早发现病变并及时治疗，对防治宫颈癌是非常重要的。同时TCT检查还能发现部分微生物感染，如霉菌、滴虫等。

为什么要做TCT检查

宫颈癌是最常见的女性恶性肿瘤之一，高危型HPV持续感染是宫颈癌的明确病因，从HPV感染发展到宫颈上皮内病变直至宫颈浸润癌有一定的过程，在

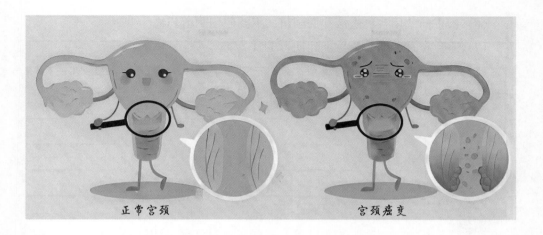

正常宫颈　　　　　　　　　　宫颈癌变

癌变发生之前的任何阶段被发现并治疗，都可以阻断疾病的进一步发展。发达国家通过规范的筛查使宫颈癌新发病例显著减少。宫颈癌是目前有望成为第一个通过HPV疫苗接种和规范化筛查而得到全面控制的恶性肿瘤。

　　早期宫颈癌常常没有明显的症状，如果出现白带异常、接触性出血、腰骶部疼痛或下腹坠胀等症状，一定要引起重视，这些表现可能意味着你的宫颈健康出现了问题。但是具体情况还需规范的检测来确诊。

　　TCT检查是宫颈癌筛查的第一步。如果TCT检查显示有问题，那么就应该进一步做阴道镜或组织病理学诊断来准确判断病情。如果TCT的检查结果正常，那么发生宫颈癌的风险相对较低，女性朋友们可以松一口气，但仍要注意定期复查。近几年来，越来越多的权威机构推荐HPV联合TCT检查作为宫颈癌筛查的首选方案，联合筛查的敏感度高于TCT单筛。

TCT检查的注意事项有哪些

（1）推荐年满25岁、有性生活的女性朋友定期行宫颈TCT检查。

（2）TCT筛查间隔时间为3年；如果联合HPV检测，筛查间隔时间为5年。

（3）如果有不规则阴道出血、接触性出血、阴道炎久治不愈、腰骶部疼痛或下腹坠胀等不适症状，应及时就诊，行TCT和（或）HPV检测排除肿瘤性病变。

（4）检查前48小时内不要有性生活。

（5）检查时间最好是在月经干净后3~7天内。

（6）检查前禁用各种洗液冲洗阴道，不要使用阴道药物。

（7）避免在月经期、急性炎症期行TCT检查。

（8）TCT检查后，可能有少量出血，一般2~3天后出血自行停止，无需特殊处理。

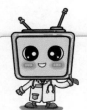 小常识

一秒钟读懂TCT检查报告

TCT检查结果主要有以下7项内容。

• 未见上皮内病变细胞或恶性细胞（NILM）：表示宫颈细胞正常，无需特殊处理。

• 无明确诊断意义的非典型鳞状细胞（ASC-US）：表示宫颈细胞可能发生了病变，若合并高危型HPV感染，则需要进行阴道镜下宫颈活检确诊。如果无高危型HPV感染，可3~6月后复查TCT。

• 非典型鳞状细胞不排除高度鳞状上皮内病变（ASC-H）：表示宫颈细胞发生了癌前病变或癌，但细胞的异常不够确切诊断，需要进行阴道镜下宫颈活检确诊。

• 低度鳞状上皮内病变（LSIL）：表示宫颈细胞可能发生了低级别的癌前病变，需要进行阴道镜下宫颈活检进行进一步确诊。

• 高度鳞状上皮内病变（HSIL）：表示宫颈细胞发生了可疑高级别癌前病变，需要进行阴道镜下宫颈活检确诊。

• 非典型腺细胞（AGC）：表示宫颈管细胞发生了一些病变，需要进行阴道镜检查及宫颈管组织病理学检查确诊。如果年龄≥35岁，则有可能需要加做宫腔镜检查或分段诊刮来排除宫腔内膜病变。

• 鳞癌或腺癌（CESC）：表示宫颈细胞已经发生了癌变，需要进行阴道镜下宫颈活检确诊组织类型。

（洪祖蓓）

6 乳房钼靶摄影和B超检查，哪个更精准

三年前王阿姨发现双侧乳房均有结节，自第一次就诊起，就有医生建议她做个乳腺钼靶摄影检查。王阿姨听别人说，钼靶摄影检查很疼，一直不同意做。三个月前，王阿姨再次做B超检查时发现左侧乳房外侧的一个结节很明显地变大了。这次必须要做钼靶摄影检查了。钼靶摄影检查结果出来后，医生责备地说："如果尽早做钼靶摄影检查的话，就能发现钙化点，不至于病情耽误这么长时间。"王阿姨后悔莫及。

乳房检查有哪些

乳腺增生、小叶增生、乳腺结节、乳腺癌……这些名词，女性朋友们一定都不陌生。随着近年来我国乳腺良、恶性疾病发病率的不断上升，且有年轻化的趋势，越来越多的女性开始意识到乳房检查的重要性，毕竟早发现、早诊断，才能早治疗。可令不少人困惑的是，应该选择什么样的乳房检查呢？

乳房检查主要包括B超、乳腺X线摄影（钼靶摄影）、磁共振、乳房自查和肿瘤标志物检查，这些检查各有优缺点，建议轮流交替检查，或者同时选择两项检查作为互补。

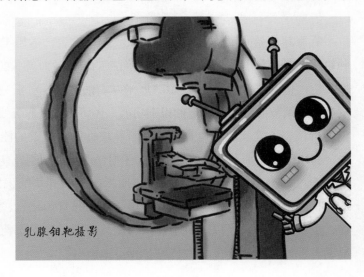

乳腺钼靶摄影

什么是乳腺钼靶摄影检查

乳腺钼靶摄影检查，比较专业的名称是乳腺X线摄影检查，是最常见、实用的乳腺检查方法。对于怀疑乳腺有病变者优先选择此项检查，因其操作简单、设备及检查价格相对便宜、诊断准确率较高，是我们日常检查的首选方法。

乳腺X线摄影检查可以发现非常小的肿块，广州某医院曾有报道诊断了0.1厘米的肿块。而且，乳腺X线摄影检查在识别钙化点方面很有优势，有些乳管内发生的、还没有形成结节的早期癌症，可能在乳腺X线摄影检查时显示成簇的钙化点，如果在1厘米的范围内有10个钙化点，就很有指导意义。曾经有病人在医生触诊和超声检查时都没发现病变组织，但在乳腺X线摄影检查时发现乳房外1/4象限布满了钙化点，是早期乳腺癌。

但是，乳腺X线摄影检查也存在一定的局限性。首先，长在胸壁深部隐秘部位、高位或乳房腋尾部的肿块可能由于体型和乳腺大小的不同而拍摄不到。其次，对判断良性、恶性肿瘤也存在一定的假阳性率，主要是因为乳腺影像特征的多变性和X线图像为重叠影像的特点。最后，由于它存在潜在的放射性伤害，它的放射剂量相当于一天的日光浴，孕妇、哺乳期女性及年轻患者需要谨慎选择。相对于欧美女性来说，中国女性乳腺癌单用X线摄影检查的早筛效果要差一些。主要原因是亚洲女性的乳房不少属于致密性乳房，脂肪少而腺体和结缔组织多，对乳腺X线摄影检查可产生干扰，这导致30%的中国女性可能出现漏检。

乳腺超声检查的优势在哪里

乳腺超声检查的优势是无痛、无放射性危害，适用于任何女性。它可以明确肿块的位置、大小、范围，根据肿块回声的形态，对乳腺的囊肿和结节、肿块的恶性、良性进行鉴别。它能发现0.5厘米左右的肿块，对于一些早期的乳管扩张、还没有形成结节的病变有一定的识别功能。还可以对乳腺X线摄影检查拍摄不到的部位进行检查。乳腺超声检查对于判断肿块性质和位置的能力比乳腺X线摄影检查强，有一定的鉴别意义。不足之处在于对小肿块的识别及良恶性鉴别有一定困难。

不过，超声检查对于直径在0.4厘米以下的肿块的识别能力较差，如果只做这项检查的话，可能会错过较小肿块。对于只有钙化点、没有形成结节的早期癌症，也不能识别。所以，对于疑似病例，特别是致密型乳腺的女性，为了不漏诊早期乳腺癌，医生会推荐做乳腺X线摄影检查。

是否需要再做个乳腺磁共振检查

当乳房体检、超声及X线等检查都无法明确病灶性质时，通常会进一步采用磁共振（MRI）检查，它能快速获得乳房内部结构的高精度图像，其灵敏度高于超声与X线摄影检查，多用于评估病灶性质、确定病变范围。而且其无电离辐射，故对人体无不良影响。

乳腺磁共振检查

不过，磁共振检查费用昂贵，需要预约，检查费时，需要更专业的操作及影像诊断，不适合用于大范围的乳腺癌筛查，更多的还是应用于X线摄影和超声检查后的进一步检查。但是磁共振检查对浸润性乳腺癌的敏感性最高，其特异性也高于传统的X线摄影及超声检查。检查过程中如果有疑似占位性病变，一般会采用增强检查（即向静脉血管中注射造影剂），以便诊断更明确。

乳腺X线摄影（钼靶）检查、超声检查和磁共振检查是3种最常用的筛查乳腺肿瘤的技术，三者的成像原理不同，优势互补，相互印证。

小常识

乳房自检的重要性

虽然有研究显示，乳房自检并没有提高乳腺癌的早期诊断率和降低死亡率，不过自检乳房能够提高防癌意识。乳腺癌是女性最常见的癌症，也是最容易被早期检出的癌症。乳房自检可以早期发现乳腺增生及乳腺结节，还可以发现乳腺恶性病变。自检乳房宜每月1次，主要通过乳房触诊进行，月经来潮后的7~10天为乳房自检的最佳时间。目前，每年进行一次乳房自检的女性仅占5%，多数患者只有在能摸到乳房包块时才想起去医院就诊，常常因此错过最佳的发现和治疗时机。

（邹自玉　张　浩）

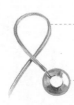

7 女性筛瘤有哪些"小妙招"

　　王阿姨刚刚享受了两年的退休生活，最近感觉下腹胀痛，最奇怪的是，明明绝经好几年了，怎么阴道又出血了？老伴儿劝她赶紧去妇科看看。经过一系列"折腾"，最终确诊为子宫内膜癌！医生建议她做一个PET-CT全身检查，看看全身情况，结果报告显示乳房也存在恶性病变的可能，真的是雪上加霜。

　　当女性出现下腹部疼痛、阴道异常流血和流液时，医生首先会考虑妇科相关问题，对其进行筛查，影像检查的"妙招"主要包括盆腔超声检查、计算机体层成像（CT）、磁共振检查、PET-CT及PET-MRI等。它们都有哪些优劣势，我们如何接招呢？

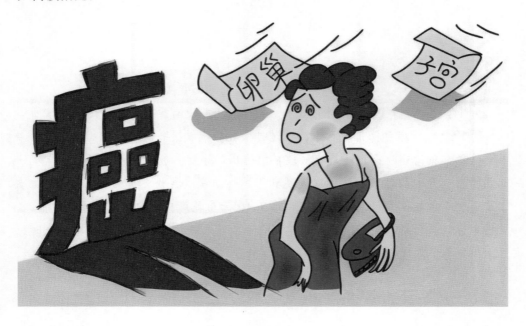

盆腔超声检查

盆腔超声检查操作方便、无创、无辐射、价格便宜，通常是妇科疾病检查的首选方法，对判断病灶形态、部位和肌层浸润深度都有帮助。多普勒彩色超声检查（彩超）还可以显示病变周边与内部的血流特点，从而对疾病良、恶性进行鉴别。

盆腔CT检查

盆腔CT检查具有较高的诊断价值，主要用于检查盆腔肿块，了解肿块与周围结构的关系，判断肿块的起源和性质。

对于已确诊的恶性肿瘤，应用CT检查可进一步显示病变范围以及是否转移，以利于肿瘤分期和治疗。还可用于恶性肿瘤治疗后的随诊、疗效评估及判断病变有无复发。

但是，其存在一定的局限性，如它的"辐射性"，孕产期及育龄期女性需要谨慎选择或采用其他替代检查方法。

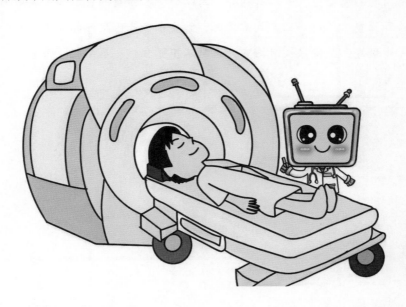

盆腔磁共振成像（MRI）检查

MRI是妇科盆腔肿瘤的最佳影像检查方法。可以明确分辨子宫、宫颈的各解剖层，对恶性肿瘤的分期具有很高的价值，其准确性要优于CT和超声检查。

但是，由于检查费用较高、检查时间较长，MRI较少作为首选方法。值得注意的是，金属宫内节育器会影响MRI的检查结果，尤其是子宫内膜和宫旁病变的显示会受到限制。因此，检查前最好先做取环术。

PET-CT及PET-MRI检查

PET-CT检查可以对不明原因的肿瘤标志物升高的患者进行全身筛查，并可对中晚期肿瘤患者全身其他部位的转移情况有较准确的判断，增加了肿瘤分期的准确性，也为肿瘤的治疗留存了基线标准，便于治疗的后续对照观察。PET-MRI是近几年新开发的检查方法，兼具PET-CT与MRI的优点。但由于两者的检查费用高，且存在一定的辐射损伤，故暂不作为妇科疾病筛查的常规检查手段。

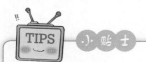

不同的影像检查技术各有利弊。需结合个人检查的目的，先要做好日常的体检和筛查工作。一旦有异常情况，需要在专业医生的指导下，科学地进行下一步检查，既确保及时检查，同时不花冤枉钱，尽早把"杀手们"扼杀在摇篮里。

（程杰军）

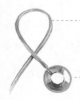

8 肿瘤标志物升高，一定得癌症了吗

　　每年都体检的张阿姨带着报告焦急地奔进诊室，医生一脸困惑，安抚好情绪后详细询问。只见张阿姨拿出一张肿瘤标志物的报告，报告显示CA125为50.64 kU/L，正常值为0~35 kU/L，说道："医生我是不是哪里得了癌症了？"医生读完报告，看着眼前的张阿姨，开始就这张报告娓娓道来："不用着急，肿瘤标志物是这样子的……"

肿瘤标志物是什么

　　肿瘤细胞会自己制造，或者我们的机体遇到肿瘤细胞后发生反应，产生一类物质，成分有糖类、蛋白质等。它存在于我们的血液、体液、细胞、组织里，可通过各样检查发现。这就是肿瘤标志物。人体的肿瘤标志物有很多，如糖类抗原、癌胚抗原、甲胎蛋白、前列腺特异抗原等。各种标志物可以辅助肿瘤的诊断，协助医生评估治疗疗效及监测病情复发，但是目前尚无兼具100%敏感

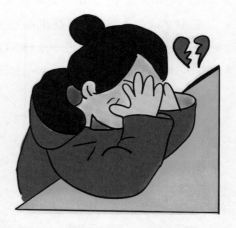

性和特异性的肿瘤标志物。这表示，一种肿瘤标志物可能对应多种癌症，一种癌症也可能见到各种不同的肿瘤标志物升高。

女性肿瘤标志物知多少

　　（1）糖类抗原125（CA125）：是目前临床应用最广泛的卵巢癌肿瘤标志物，在上皮性卵巢癌诊断中表现出明显优势。大部分卵巢癌患者在临床症状出现前4

个月即可出现血清CA125升高。血清CA125数值的高低与病情恶性程度相一致，数值较高的卵巢癌患者，通常具有较高的肿瘤分期。但CA125在肝硬化、盆腔炎、子宫内膜异位症、月经期和孕期都可能会中等升高，因为在任何有良性腹腔积液的患者中它都明显增高。因此，血清CA125的检测需避开月经期及孕期。

（2）人附睾蛋白4（HE4）：HE4目前作为单一的肿瘤标志物对卵巢癌的检出最为灵敏，因此运用HE4与CA125联合诊断卵巢癌，具有更加明显的优势。

（3）鳞状细胞癌抗原（SCCA）：是宫颈鳞癌的标志物。宫颈细胞学检测与HPV病毒检测异常以及SCCA异常升高可以协助宫颈鳞癌的早期诊断、疗效评估和治疗后的随访监测，尤其在随访中具有重要作用。但SCCA在肺鳞癌、胃癌等恶性肿瘤的患者中也可能升高。

（4）癌胚抗原（CEA）：在不同的妇科肿瘤诊断中，都可以见其升高。CEA可用于宫颈癌早期筛查，但特异性较差，需结合其他相关检查。CEA升高还见于肺癌、结直肠癌及其他多种恶性肿瘤，也可见于老年人和某些非肿瘤性疾病如肠道良性疾病等。

（5）甲胎蛋白（AFP）：在卵巢恶性生殖细胞肿瘤和未成熟畸胎瘤的患者中可见AFP异常升高。它升高也可见于原发性肝癌、肝炎患者和孕妇。

（6）绒毛膜促性腺激素（HCG）：除了正常怀孕时可以检测出HCG升高外，还可见于异常妊娠（宫外孕）、妊娠滋养细胞疾病（葡萄胎、侵袭性葡萄胎、绒癌等）和生殖细胞肿瘤等。

（7）糖类抗原19-9（CA19-9）：卵巢黏液性癌、子宫内膜癌和宫颈腺癌的患者CA19-9可升高。但其特异性差，也多见于胰腺炎、胆囊炎、胆石症等，需重点筛查胰腺癌与结直肠癌。

（8）糖类抗原15-3（CA15-3）：由具有内分泌功能的上皮细胞分泌，如乳腺、肺、胃肠道、子宫等。糖类抗原CA15-3作为肿瘤标志物，在乳腺癌、肺癌、卵巢癌、胃肠道肿瘤中均可能升高，但在乳腺癌中更为明显，常用来作为乳腺癌的辅

肿瘤名称	肿瘤标志物	联合诊断	
子宫颈癌	SCCA	–	
乳腺癌	CA15-3	CA15-3+CEA	
卵巢癌	CA125	CA125+HE4	浆液性卵巢癌
		CA19-9+CEA	黏液性卵巢癌
绒毛膜细胞癌	β-HCG	CA19-9+CEA	

助诊断指标，也用于术后随访时疗效观察、监测肿瘤复发及转移。

肿瘤标志物升高，不一定是恶性疾病

通常肿瘤标志物大幅度升高才具有临床参考意义，如为正常上限的十几倍，甚至几十倍，遇到这样的情况，建议即刻就医，依靠专业医生、专业的检查来综合判断。

肿瘤标志物升高，还有以下几种可能。

（1）良性疾病：良性肿瘤也可能造成肿瘤标志物上升。以CA125为例，良性卵巢肿瘤，如卵巢子宫内膜异位症，以及子宫腺肌症或盆腔炎都能使CA125上升。以CA19-9为例，除了胰腺癌或胃癌会大幅度升高外，部分胰腺炎、肝炎、肾衰竭等疾病患者，CA19-9也会高于正常值。又比如，肝癌的标志物是AFP，但是肝炎病人也会升高。另外，身体在炎症、感冒及发热的情况下，肿瘤标志物也有上升的现象。

（2）正常人群：有一小部分正常人群可能存在肿瘤标志物增高的现象，虽然比例少，但并非不存在，大部分原因不明。

（3）药物：近期注射了某些药物，如胸腺肽或狂犬疫苗制剂等，也可能造成肿瘤标志物升高。

（4）生活习惯：睡眠状态不佳、饮酒、不当地食用补品，都是可能造成肿瘤标志物升高的原因。另外，在经期或怀孕时，肿瘤标志物也可能升高。

（5）检测干扰：送检时标本污染、试剂盒的差异，同样会引起肿瘤标志物检测数值变动。

肿瘤标志物对癌症的诊断不如我们想象中那么准确。不少乳腺癌患者的肿瘤标志物并不会升高，有时候没有癌症存在，却能检测出肿瘤标志物明显升高。所以，肿瘤标志物既不是诊断标准，也不是排除标准，并不能作为筛查乳腺癌的手段，超声检查、乳腺X线摄影检查、磁共振检查才是诊断"黄金组合"。

（王　育）

治疗手段多种多样，多管齐下

　　女性肿瘤严重威胁着女性的健康，其中以乳腺癌、子宫颈癌、子宫内膜癌和卵巢癌最为常见。治疗手段主要有以下几种方法：手术治疗切除肿瘤；化学治疗通过抗肿瘤药物抑制癌细胞生长与增殖；放射治疗利用放射线照射消灭癌细胞；免疫治疗通过增强肿瘤免疫排斥反应以达到治疗肿瘤的目的。近年来，随着精准医学的发展，女性肿瘤的诊断与治疗进入了全新的时代，针对女性肿瘤的诊疗模式不断得到调整。分子靶向药物的应用及手术理念和技术的突飞猛进，使女性肿瘤患者的生存状况得到了很大程度的改善。

1 女性肿瘤能够治愈吗

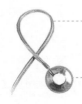

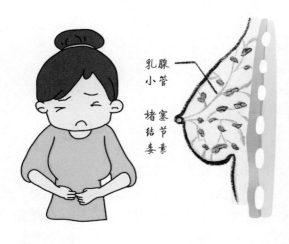

乳腺小管

堵塞结节妻素

张女士在确诊患乳腺癌后，十分焦虑，问了医生一系列问题："医生，我怎么会得这个病？""是不是没有定期体检？""我的病严重吗？""我要做什么检查？""我的预后怎么样，还能活多久？"……医生耐心安抚道："跟着我的节奏，配合我做好检查和治疗，生存期就会长……"她很快接受了现实，积极配合医生进行手术，手术很成功。

很多女性以为得了癌症就是得了不治之症，都非常焦虑，觉得离死不远了，其实不是这样的，现在很多癌症还是有治愈的机会的。早在20世纪90年代初，世界卫生组织就提出三个1/3的观念，即1/3的癌症是可以预防的，1/3的癌症如果早期发现是可以治愈的，1/3的癌症是可以减轻痛苦、延长寿命的。预后相对好的肿瘤，包括宫颈癌、乳腺癌，这类肿瘤在常规体检中容易被发现，尤其是目前实施宫颈癌早筛政策，许多患者在极早期就被发现，只需要做宫颈锥切手术，对后期的生活影响很小。如今宫颈癌疫苗上市，给广大女性带来福音，未来消灭宫颈癌指日可待。乳腺导管原位癌、乳腺小叶原位癌，这属于乳腺癌分期中的0期，可完全治愈。根据美国国家乳腺癌基金会报道，在乳腺癌分期Ⅰ期的肿瘤中，如果肿瘤直径小于一个花生的尺寸（2厘米或更小），那么它的治愈率和生存率和0期患者基本相同，接近100%。

其实，女性肿瘤与一般肿瘤一样，如果早发现、早治疗，全方位配合医生，就能获得治疗成功。

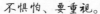

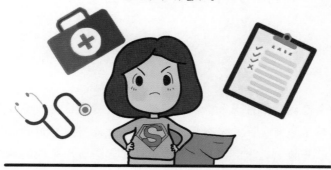

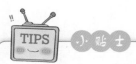

　　肿瘤不可怕，早诊、早治才是王道。那些治愈的人并不是创造了奇迹，只是因为肿瘤的不同，分期的不同。所以每个人在努力生活的同时，要对自己好一点，多关注身体微小的变化和不适感，及时就医，尽量远离致癌因素，保持积极乐观的心态。

（邹自玉　张　浩）

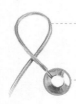

2 妇科手术方式有哪些

初春的一个傍晚，妇科王医生下班回家，在自家小区的花坛边发现邻居张阿姨神情低落，嘴里喃喃自语并唉声叹气。王医生寻思平时热情开朗的张阿姨肯定遇到了难事，于是她走近张阿姨身边，和她聊了起来。原来张阿姨的独生女儿年近不惑，刚刚结婚，本来是件好事，但是在婚前检查中她女儿被查出"宫颈上皮内瘤变Ⅱ级，子宫前壁一个3厘米的肌瘤，左侧卵巢3厘米的囊肿。"为此，张阿姨一家忧心忡忡，担心女儿的身体，更担心女儿的生育问题会影响到刚建立的小家庭的稳定。王医生听完张阿姨讲述后，安慰张阿姨道："你女儿的病情，保留生育的可能性非常大，千万不要悲观而伤身体。"

常见妇科手术方式有哪些

（1）宫颈手术：当宫颈上皮发生病变时，可以做宫颈锥形切除术。由于宫颈的再生能力特别强，切除之后会很快愈合，对来月经、生育、性生活都不会造成影响。

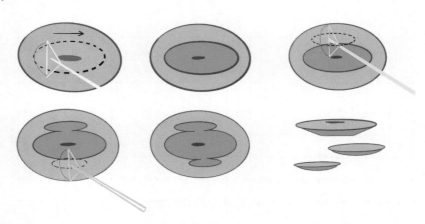

（2）子宫手术：主要分为肌瘤剥除术、次全子宫切除术、子宫切除术及广泛性子宫切除术。肌瘤剥除术后不影响子宫和宫颈功能，不影响生育。次全子宫切除术保留宫颈，子宫切除术切除子宫和宫颈，一般用于治疗子宫肌瘤、子宫内膜病变等良性病变，根据患者的年龄和宫颈情况来决定手术方式。广泛性子宫切除术不仅切除子宫、宫颈组织，还需要切除部分宫旁组织，主要用于治疗恶性肿瘤。

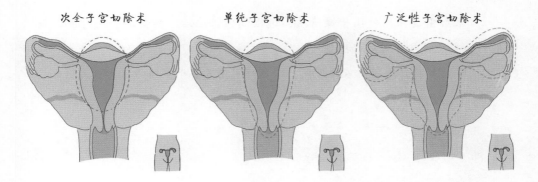

次全子宫切除术　　　　单纯子宫切除术　　　　广泛性子宫切除术

（3）附件手术：主要为单侧卵巢和输卵管切除术，适用于：①卵巢子宫内膜异位症或附件炎症合并输卵管粘连或阻塞，保守治疗无效者；②卵巢良性肿瘤过大，致输卵管不能单独分离保留者。切除一侧附件后，可以通过另一侧附件怀孕，因此不影响生育功能。

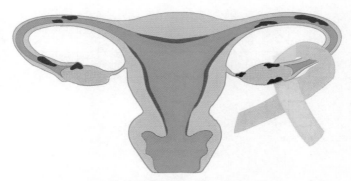

单侧卵巢和输卵管切除术

张阿姨女儿的宫颈上皮内瘤变Ⅱ级属于宫颈癌前期病变，可以进行宫颈锥形切除术，术后经物理治疗可以保留生育功能。3厘米的子宫肌瘤可以随访或做肌瘤剥除术而保留子宫。3厘米的卵巢囊肿也可以随访。

TIPS 小 贴 士

宫颈手术后注意事项：

• 及时观察阴道出血情况，一旦出血量增多或出血时间较长，需要及时就医。

• 术后需要保持外阴干燥清洁，遵医嘱禁性生活、禁盆浴一定时间，避免创面未及时愈合而引起感染。

• 保证足够的休息，不要熬夜，在短时间内不要干重体力活和剧烈运动

• 定期复查。

（柳 洲 王 鹰）

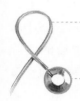

3 放疗对身体有害吗

小忻是位自由职业者，经营着一家甜品店。最近几个月同房时，她总有点阴道出血，量虽不大，可持续出血。她惴惴不安地来到医院，妇科检查发现了宫颈占位性病变，进一步进行阴道镜活检、妇科B超、磁共振、PET-CT等检查，确诊为宫颈癌ⅢC1r期。经过多学科讨论，医生建议进行根治性放疗。她很不解："肿瘤不是该手术么，为什么只给我做放疗？"

什么是放疗

放疗，即放射治疗，为癌症三大治疗手段（手术、放疗、化疗）之一，是用各种不同能量的射线照射肿瘤，以抑制和杀灭癌细胞的一种治疗方法。北方人口中的"烤电"，很形象地解释了放疗的感受，就像在烤箱里烤土豆，表面的焦了（放射性皮肤色素沉着），里面的熟了（肿瘤细胞破坏）。放疗可单独使用，也可与手术、化疗等联合使用，作为综合治疗的一部分，以提高癌症的治愈率。

放疗手段有哪些

（1）按照射线类型：包括放射性同位素产生的α、β、γ射线和各类X线治疗机或加速器产生的X线、电子线、质子束及其他粒子束等。

（2）按照技术要求：包括三维适形放疗（3DCRT）、三维适形调强放疗（IMRT）、旋转调强弧形放疗（VMAT）、图像引导放疗（IGRT）、螺旋断层放疗系统（TOMO）、X刀（X-knife）、伽玛刀（γ刀）和射波刀（Cyber knife）、质子重离子等。

（3）按照治疗形式：①体外放疗：就是放疗设备位于人体外，直接把高能量射线照在肿瘤部位。大多数病人在医院接受的都是体外放射；②体内放疗：如后装、

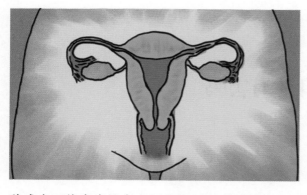

粒子植入，就是把放射源经过自然腔道或穿刺道置入体内。

（4）按照照射时间：①术前放疗，能提高肿瘤的切除率，减少术中肿瘤种植机会及术后复发率，如食管癌、直肠癌等；②术后放疗，对于肿瘤切除术后有残留、有淋巴结转移或有亚临床病灶存在可能者予以术后放疗，可提高肿瘤局部控制率，减少复发的可能。常用于食管癌、肺癌、乳腺癌和宫颈癌等；③姑息性放疗，晚期肿瘤病人或因各种原因无法接受手术、根治性放疗者，可通过放疗减轻症状、解除痛苦，达到延长生命、提高生存质量的目的。尤其对脑转移瘤、骨转移瘤的病人有特殊疗效；④根治性放疗，当肿瘤较局限或不宜手术时，放疗可作为根治性治疗手段，如鼻咽癌等头颈部肿瘤，不宜手术的肺癌、食管癌、淋巴系统恶性肿瘤、前列腺癌和宫颈癌等；⑤良性病放疗，常用于皮肤病（瘢痕瘤、足底疣、角化棘皮瘤等），眼良性病（翼状胬肉、自身免疫性内分泌疾病致眼球突出、甲亢性突眼症、眼眶假瘤、黄斑变性），血管瘤，成釉细胞瘤，嗜酸性淋巴肉芽肿和脾肿大影响周围血象，巨脾压迫腹腔器官等；⑥急症放疗，包括肿瘤脊髓压迫、上腔静脉压迫等的治疗。

哪些妇科肿瘤需要放疗

（1）宫颈癌：各期别的宫颈癌均适合放疗，有些是术后放疗，有些是根治性放疗，对于ⅡB期及以上的患者更适合同步放化疗。

（2）子宫内膜癌：Ⅰ期病人，按照术后病理、分子分型，术后可考虑观察、阴道近距离放疗或外照射治疗；Ⅱ期病人，术后首选盆腔外照射治疗；Ⅲ期病人，可采用同步放化疗＋化疗方法；Ⅳ期病人，推荐全身化疗＋个体化放疗。

（3）阴道癌：鳞癌各期别，均可放疗；透明细胞癌或恶性黑色素瘤，则首选手术。

（4）外阴癌：治疗以手术为主，如果肿块较大，可考虑术前放疗；术后切缘阳性、有淋巴结转移的病人，可考虑术后放疗；对于无法手术的病人，可行姑息放疗，主要是为了止痛和缓解压迫症状。

（5）卵巢癌：手术和化疗是最重要的方案，不常用放疗。如果出现锁骨上淋巴结肿大、骨转移疼痛，可考虑姑息性放疗。

放疗时有什么感觉

外照射治疗过程中，病人不会感觉到疼痛，也不会携带放射源回家，所以是一种安全而副作用小的治疗方式。治疗期间能够听到"嘀嘀嘀"的声音，也能看到治疗设备环绕身体旋转。TOMO治疗时躺着的床会步进移动。而在后装治疗中，会有施源器填塞在阴道内，类似阴道超声探头大小的装置，请不要紧张。

妇科肿瘤放疗需要多少时间

如果是术后放疗，一般从手术后4~6周开始，请带好出院小结至放射诊疗科门诊，经过主诊医生问诊、体格检查、检验＋检查、CT模拟定位、全科病例讨论、制订放疗策略，然后才实施放疗。

外照射治疗时间为5~6周，每天治疗1次，每次5~10分钟。

后装治疗时间为4~6次，每周2次，每次治疗时间因人而异。

放疗期间有哪些注意事项

（1）及时随访。每周与主管医生交流至少1次，告知放疗后的不良反应；每周或每两周复查一次血常规；必要时检查肝肾功能、电解质等；还可以完善妇科检查，以了解病灶变化。

（2）保证营养。营养状况的好坏与肿瘤治疗的效果直接相关。营养好的病人手术后伤口恢复速度快、放化疗肿瘤控制率高、复发转移率低。所谓的饿死肿瘤，是不成立的。

（3）注意保暖。患者开始放射治疗后，每周工作日需要进入放疗机房。放疗机器作为一种大型设备，运行时产生的热量非常大，为了保证机器故障率尽量低，工程师会严格控制机房的温度、湿度等。因此，正常人进入机房，都会感觉到温度偏低。术后体虚的病人要做好保暖工作，可以穿长袖、穿袜子、自带浴巾、多喝温水等。

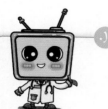

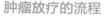

肿瘤放疗的流程

（1）固定装置制作：有热塑膜固定、真空袋固定两种方式。

（2）CT模拟定位扫描：图像是3~5毫米每层，需要包括全部病灶范围及有可能转移的淋巴结范围，将图像传输到医生的治疗计划系统里。

（3）靶区勾画：有100~200幅图像需要医生处理，每一幅图像都需要医生用鼠标分别勾画出图像内所有的肿瘤组织（GTV）、淋巴结引流区域（CTV）和周围重要脏器（OAR）。其中肿瘤勾画尤为复杂，常常需要融合MR或PET-CT检查。

（4）放疗计划设计及验证：物理师将图像信息传输到治疗计划系统（TPS），设置处方剂量在电脑里进行运算，并随时调整系统参数以获得更好的结果。

（5）复位验证及治疗：患者只需躺在专属于自己的个性化特制的固定装置里，保持静止不动即可，放射治疗机会自动运行出射线。

（刘　伟　荣　玲）

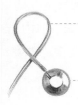# 4 女性肿瘤都需要化疗吗

年过古稀的李老太，绝经20余年，一个月前又来"好事"。起初以为是重返青春，老伴还戏称她"倒开花"，故未在意，以为过段时间就好。可过了一周，阴道流血仍然时有时无，匆忙去医院检查，发现卵巢癌已发展到了中晚期，出现了转移，并扩散到子宫和邻近器官。医生让她先进行化疗，等肿块缩小后再手术。 ◀

化疗的作用是什么

化疗是妇科肿瘤的常见治疗手段，该治疗方式作用于全身癌细胞，利用化学药物杀死肿瘤细胞、抑制肿瘤细胞的生长繁殖和促进肿瘤细胞分化，从而达到抑制原发灶和转移灶的目的。但化疗药物在杀伤肿瘤细胞的同时，对正常机体细胞也产生一定的副作用。

术前化疗可降低风险进而有利于通过手术切除肿瘤。特别是对于侵犯神经或血管周围的肿瘤，化疗可以使肿瘤缩小，从而手术时可以避开主要的神经和血管，使部分没有良好手术机会的肿瘤可以通过手术一次性清除病灶，进而降低转

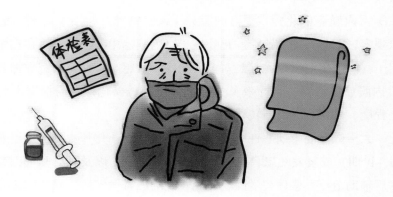

移可能性和复发率。对于术后有残留病灶或已临床转移切除不完全的患者而言，术后化疗能起到杀灭残存肿瘤细胞的作用，可改善术后生存质量和延长生存期。化疗药物可通过各种不同途径给予，最常见的是经静脉注射，也可口服、肌内注射和腔内注射等。女性肿瘤常用的化疗方案有：卡铂＋紫杉醇；卡铂＋多西他赛；顺铂＋阿霉素；顺铂＋吉西他滨＋紫杉醇。

常见妇科肿瘤的化疗

（1）卵巢癌的化疗：化疗是目前卵巢癌术后最适用的辅助治疗。经过足够强度的化疗后，有些患者甚至晚期患者也得以长期存活。卵巢癌化疗方案须根据患者病理类型、一般状况和年龄等来制订，一般采用静脉化疗。常用化疗药物有顺铂、卡铂、紫杉醇和环磷酰胺等，多采用以铂类为基础的联合化疗。相较于单一化疗，联合化疗的疗效更佳。上皮性卵巢癌对化疗比较敏感，即便已经发生了病灶转移，也可能取得一定的疗效。卵巢癌早期阶段主要通过手术清除病灶，而后采取化疗方案进行巩固治疗，从而降低复发风险和转移率。卵巢癌发展到中晚期时，往往已出现转移，并扩散到子宫和周围器官，因此手术治疗效果较差。此类患者经过化疗后，部分患者的肿块可以缩小，为再次手术创造有利条件。

（2）宫颈癌的化疗：早期宫颈癌可通过手术或根治性放疗治愈。手术治疗主要适应于ⅡA期以下的宫颈癌患者。宫颈癌的化疗主要用于晚期或复发转移和同期放疗的患者，以此来改善患者临床预后，延长生存周期。宫颈癌化疗大多采用静脉化疗，也可以用动脉局部灌注化疗。在临床上比较常用的抗癌药物有顺铂、卡铂、氟尿嘧啶、紫杉醇和拓扑替康等。

（3）子宫内膜癌的化疗：子宫内膜癌ⅠA期患者，如果术后无高危因素存在，可以观察，不需要辅助治疗。化疗在子宫内膜癌中的作用一直存在争议。以往认为，子宫内膜癌对化疗尤其是对全身化疗不敏感。近期有研究数据表明药物治疗子宫内膜癌可取得一定疗效。关于患者是否需要化疗，需根据术后病理分期、分化程度、是否有淋巴结转移等高危因素来决定。

因此，大多数女性早期恶性肿瘤患者不需要化疗，化疗主要应用于恶性肿瘤晚期（Ⅲ～Ⅳ期）或复发的患者、特殊病理类型患者，以及具有高危因素的早期患者的术后辅助治疗。恶性程度高或分期较晚的患者大多需要同步放化疗。

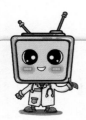

肿瘤化疗的主要副作用

· 消化系统反应。最常见，主要由于化疗药物会对肠胃黏膜造成一定损伤，患者可能会出现恶心、呕吐、腹泻、厌食等症状。若呕吐严重，需要使用一些止吐药物来缓解症状。

· 血液系统反应。化疗会对人体正常的血液细胞造成影响，引起白细胞、红细胞、血小板数目减少，进而导致贫血、免疫力降低。受此影响，患者可能会出现全身无力、面色苍白、易感冒、易出血等症状。需要定期检查血常规，必要时可以给予升白细胞药物来治疗。

· 肝肾功能损害。多数化疗药物需要经过肝、肾代谢，会对肝肾功能造成影响，引起患者谷丙转氨酶、谷草转氨酶升高，以及尿素氮、肌酐等升高。一般停药后会逐渐恢复。

· 神经系统损害。引起周围神经病变及中枢神经病变，主要表现为手脚麻木、疼痛等异常症状，可以通过适当补充维生素来改善。

· 脱发。化疗的药物会破坏毛囊的组织细胞，进而导致头发得不到充足的营养供给，引起脱发，不过停药后头发一般会再长出。

· 心脏毒性。可以引起心肌细胞损害及心脏传导系统的损害。这种情况比较少见。

（刘 伟 荣 玲）

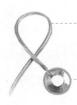

5 得了妇科肿瘤，还能当妈妈吗

最近，我国发布了三胎政策，已经生了两个孩子的丽丽和老公很快决定要备战三胎。丽丽已经36岁了，自知这个年纪再生育有很多风险，所以夫妻两人准备先做个全身体检。丈夫的体检结果一切正常，谁知丽丽做完所有检查后的结果令人震惊，竟然提示早期宫颈癌。丽丽现在非常困惑，不知该如何是好。

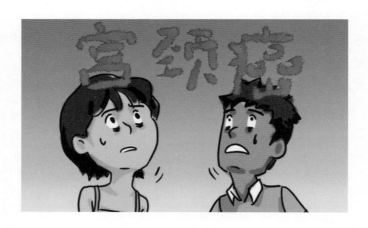

近年来，女性恶性肿瘤逐渐呈年轻化趋势，15%~20%的妇科肿瘤患者处于育龄期。主要是由于随着诊疗手段的不断完善，以及全民健康意识的增强，使更多的女性恶性肿瘤能够得到早期诊断。那么，这些女性还有生育的可能吗？

生命权和生育权只能二选一吗

能否保留生育功能一般取决于：患者的生育需求、年龄、肿瘤类型、肿瘤分期、手术类型、辅助治疗等方面。

在宫颈癌患者，如果早期病灶相对较小，只是2厘米或4厘米以下的肿瘤病

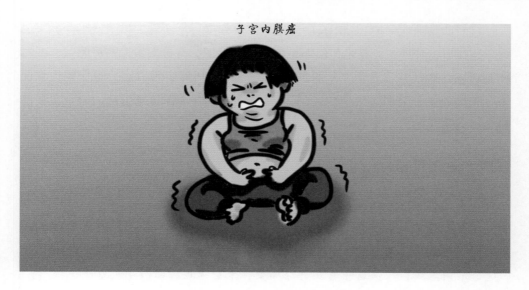

灶，可以通过宫颈局部切除手术根治，能够保留子宫。这项技术现在比较成熟，可以保留生育能力。

卵巢癌患者也可以保留生育能力，比如，青少年女性好发的恶性生殖细胞肿瘤，只要肿瘤局限于一侧卵巢，切除后没有扩散转移，那么对侧卵巢可以保留。也就是说，只要还有正常的卵巢和子宫，再加上联合化疗，就可以保留生育能力。

对于子宫内膜癌患者，需要做好肿瘤的病理诊断。如果是高分化的局限于子宫内膜内、无肌层侵犯并且无宫腔外转移的肿瘤，可以根据情况进行孕激素治疗，分化好的肿瘤有可能逆转到正常状态，那么就可以保留生育能力。但此方法对于分化较差的肿瘤来说，效果就不太理想。

保留生育的器官就意味着保留了生育功能吗

答案显然不是。手术的机械干预、术后的辅助治疗对卵巢功能的损害依然悬而未决。放、化疗会造成女性卵巢功能严重损伤和卵巢早衰，对于有生育要求的女性都是一个严重的打击，因此有些患者不得不另辟蹊径，寻求辅助生育技术。

辅助生育技术有哪些

（1）冷冻技术：胚胎冷冻、卵母细胞冷冻和卵巢组织冷冻。

（2）卵巢功能保护：GnRHa 的应用、卵巢移位。

通过以上辅助生育技术，使卵巢功能得以保护，有再次生育的可能。

所以，女性并不是得了妇科肿瘤就必须完全切掉生殖器官，想保留生育能力，关键还是"早期"，早期发现肿瘤，早期诊治，为保留生育能力留下更多的机会。

年轻的早期宫颈癌、子宫内膜癌和部分卵巢癌患者，如果有生育要求，在知情同意的前提下，可以保守治疗和积极助孕。保守治疗是根据肿瘤类型选择不同式式，以保留子宫及部分卵巢，术后根据肿瘤敏感性给予化疗／内分泌治疗。在宫颈癌或子宫内膜癌保守治疗的过程中，应强调定期宫颈／子宫内膜检查。卵巢癌患者在保守治疗期间，需定期进行B超检查及肿瘤标志物检测。对保守治疗效果不好或复发者应适时行根治性手术。

（王　酉）

6 得了乳腺肿瘤，一定要切除乳房吗

小美今年30岁，洗澡后在镜子前无意中摸到一个乳房肿块，遂去医院体检。医生建议做乳腺超声检查和乳腺X线摄影检查，结果提示"病灶高度可疑恶性"。于是办理住院手续接受进一步的检查和治疗。小美这几天一直忧心忡忡，害怕年纪轻轻就要没了乳房。

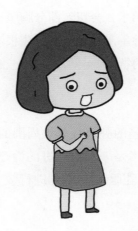
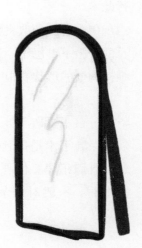

随着医疗技术的不断提高，乳腺癌已经不再是不治之症。研究显示，早期乳腺癌的5年生存率可达到90%以上，晚期乳腺癌的5年生存率则接近50%。乳腺癌的治疗，已经从单纯的手术治疗，发展到手术、化疗、放疗、内分泌、靶向治疗的联合治疗。这使得乳腺癌的治疗更加个体化和持续化，而它的预后和生存率，也慢慢达到了令人满意的水平。

怎样选择治疗方式

不同分期的患者需要进行的治疗不同。

(1) Ⅰ期：手术治疗为主，术后可考虑放疗和化疗。

(2) Ⅱ期：手术治疗为主，结合（新）辅助化疗及放疗。

(3) Ⅲ期：新辅助化疗结合手术治疗，术后可考虑放疗和化疗。

(4) Ⅳ期：以内科为主的综合治疗。

常见的手术方式有哪些

（1）乳腺区段切除术：通常是乳腺良性肿瘤的术式，或乳腺癌全程手术中取肿瘤物送病理检查的术式。

（2）保留乳房的乳腺癌切除术：通常需要满足的条件是乳房较大、肿物为周围型、距乳头＞3厘米、为单发肿物且大小＜3厘米和无放疗禁忌证（系统性红斑狼疮等）。

（3）乳房单纯切除术：临床查体发现腋窝淋巴结阴性、前哨淋巴结阳性者需行此术。

（4）乳腺癌改良根治术：会切除部分胸肌，包括胸大肌、胸小肌、肿块，以及部分腋下淋巴结。这种手术有别于乳腺癌根治术，会保留患者的部分胸肌，对维持胸壁的形状有很大的帮助。

什么是保乳手术

保乳手术是把乳腺癌的肿块及肿块周围的正常组织完整地切除，而保留剩余的乳腺组织。保乳手术是一个很先进的治疗技术和理念，当然，在进行保乳手术后，一般对剩余的乳腺组织还要进行放疗，以进一步降低乳腺癌复发的风险。

保乳手术有哪些优点

（1）外形美观。因为如果进行乳房全切除后，患者的胸部就平了，有一个很长的瘢痕，而保乳手术不光保留了乳房的外形，同时保留了乳头、乳晕。

（2）创伤较小。因为相对于乳房全切除手术，乳腺癌保乳手术的创伤较小，患者恢复得较快，可尽快痊愈。

（3）生活质量提高。保乳手术后，患者可以取得跟乳腺癌全切除类似的效果，同时乳腺的外形基本变化不大，在患者术后的生存过程中会自信提升，能够明显提高患者的生活质量。

所以，随着大家观念的进步，越来越多的患者能接受这样的现代理念，保乳手术接受度越来越高，实施保乳手术的患者也是越来越多。所以，如果符合保乳手术条件的病情，首选的方式可以是保乳手术，因为它的外观效果是最好的，关键是它并不影响生存，也不影响肿瘤的治疗。

手术后定期复查项目有哪些

随着医疗技术的不断提高，乳腺癌长期生存者数量逐渐增多，术后进行定期随访显得尤为重要。

（1）临床体检：术后2年内每4~6个月1次；术后2~5年内每6个月1次；术后5年后，每年一次。

（2）乳腺超声检查：每6个月一次。

（3）乳腺X线摄影检查：每年1次。

（4）胸片：每年1次。

（5）腹部超声检查：术后3年内每6个月1次，3年后改为每年1次。

（6）存在腋窝淋巴结转移4个以上等危险因素者，在治疗开始时进行骨扫描检查，全身骨扫描每年1次，5年后可改为每2年1次。

（7）血常规、血液生化、乳腺癌标志物检测：术后3年内每6个月1次，3年后每年1次。

（8）如果应用他莫昔芬，需要每年进行1次盆腔检查。

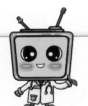

小常识

乳腺癌的内分泌治疗

内分泌治疗主要适用于雌激素受体和（或）孕激素受体阳性的患者，病情不同治疗方案有所区别。长期进行内分泌治疗对于患者更有利，一定要坚持。由于内分泌药物干扰了机体的激素代谢，可能会引起月经失调或可逆性闭经，还可能会引起身体发胖、出汗、潮热等症状，切记不要因此停止治疗。

（邹自玉　张　浩）

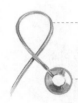

7 得了多囊卵巢综合征，需要手术吗

大学生小李因停经3个月到妇科门诊就诊，医生根据她的病史，做了B超及血液检查，医生诊断她为"多囊卵巢综合征"。小李一听疾病名称，以为自己得了"卵巢囊肿"需要手术治疗，害怕极了。医生告诉她："此'囊'非彼'囊'也，是不需要手术的。"

多囊卵巢综合征（PCOS）是一种生殖功能障碍与糖代谢异常并存的内分泌紊乱综合征。是青春期和育龄期女性常见的妇科内分泌疾病。它属于内分泌紊乱性疾病，也属于代谢紊乱性疾病，因为有70%~80%的PCOS患者存在代谢失调。由于它不是卵巢囊肿，因此不需要手术治疗，不论是备孕患者还是无生育要求的患者，治疗方式首选生活方式干预。生活方式的调整对于特别肥胖的多囊卵巢综合征患者益处更大。

饮食调整

（1）饮食结构合理。少油腻，少碳水化合物，多优质蛋白质。

（2）摄入量合理：总能量摄入不能超标，这样才能控制体重。

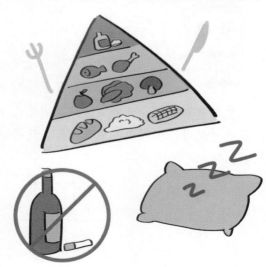

生活规律

主要是保持心情愉悦、减少压力、规律睡眠和戒除烟酒等。

适量运动

每天运动30~60分钟，坚持每周至少5次中等以上强度的运动。

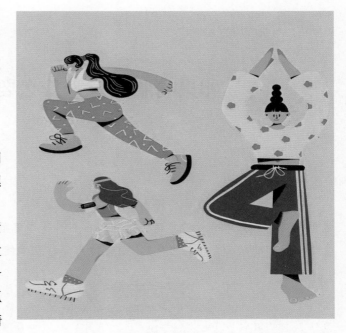

药物治疗

（1）一般治疗：采用复方短效口服避孕药、螺内酯和地塞米松等。

（2）有肥胖、胰岛素抵抗、糖耐量受损或已发生糖尿病的多囊卵巢综合征患者：可通过二甲双胍治疗降低胰岛素、治疗糖尿病、改善卵泡质量，从而减少孕后的流产率及妊娠期糖尿病、妊娠期高血压等产科并发症的发生。而且，当肥胖及胰岛素抵抗得以控制后，患者可恢复自发排卵受孕。

（3）备孕的PCOS患者：选择对妊娠无影响、对胚胎无致畸作用的天然孕激素。

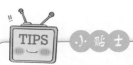

多囊卵巢综合征患者的主要临床表现是月经失调、闭经。改善生活方式及应用抗代谢失调药物是一个漫长的过程，患者不会很快恢复正常月经。如果患者长期不排卵，没有月经来潮，子宫内膜缺乏孕激素保护，容易发生病变。因此，多囊卵巢综合征患者除了坚持改善生活方式外，孕激素治疗很重要，有了孕激素的定期使用和撤退，使得子宫内膜得到保护。

（柳 洲 王 鹰）

8 卵巢畸胎瘤，为什么要急诊手术

初中生妮妮突然在体育课运动后出现剧烈腹痛，脸色苍白，直冒冷汗，校医觉得病情危急，急唤救护车送往医院。在妇科急诊室抽了血，做了B超检查，医生诊断为"畸胎瘤，扭转可能？"立刻办理了住院手续，急诊手术治疗。

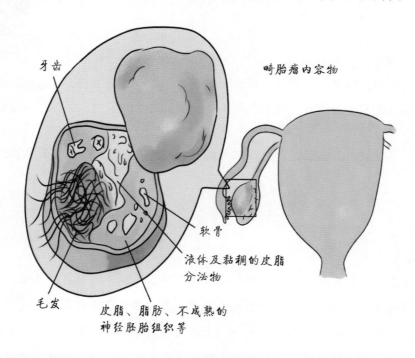

牙齿　　　　　　　　　　　　畸胎瘤内容物

软骨

液体及黏稠的皮脂
分泌物

毛发

皮脂、脂肪、不成熟的
神经胚胎组织等

卵巢畸胎瘤是由于胚胎在发育期，出现了一种畸形的发育表现，是卵巢生殖细胞肿瘤中比较常见的一种。它由胚胎性多能细胞起源，一般有三个胚层来源的多种组织分别构成其成分，包括皮肤、毛发、牙齿、骨骼和神经组织。在发育过程中，胚胎发育异形，形成良性的畸胎瘤为最多数，这是成熟的畸胎瘤，有一部分会发展为未成熟的畸胎瘤，大多数属于恶性。

卵巢崎胎瘤在早期通常没有明显症状，但在肿瘤增大以后，可能会引起腹部疼痛、腹胀及腹部肿块，严重者可引起排尿困难等。卵巢畸胎瘤由于具体的发病机制还不明确，目前缺乏有效的预防方法，其治疗方法取决于良、恶性和生长部位。

良性肿瘤

卵巢畸胎瘤绝大多数是良性的，如果肿瘤很小，2~3厘米以下。建议暂时观察、随访。畸胎瘤本身不是很均质，密度不均匀，所以容易发生扭转，我们建议3厘米以上肿瘤，选择手术切除治疗。手术时，在腹腔镜辅助下剥除病灶，保留卵巢。对于崎胎瘤发生扭转的患者，卵巢组织常会因缺血而发生坏死，则需要切除患侧附件（输卵管和卵巢）。为了争取时间，防止组织坏死或破裂出血，往往需要急诊手术。

恶性肿瘤

对于恶性畸胎瘤，一般采用手术切除联合化疗的治疗方法。因为畸胎瘤好发于年轻女性，常为单侧发病，复发也很少累及子宫和对侧卵巢，加上患者保留卵巢的愿望强烈，因此手术仅切除患侧附件。

对晚期病例，应用术前化疗或放疗也可达到解除肿瘤压迫、控制转移灶和争取再次手术机会的治疗目的。

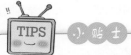

需要手术的卵巢囊肿：①直径超过5厘米，或有逐渐增大的趋势，或近期快速增大；②有并发症，如出现感染、蒂扭转、破裂的现象；③属于恶性的卵巢肿瘤。

（柳 洲 王 鹰）

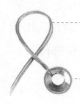

9 手术后留置了PICC管，该怎么护理

今年65岁的潘阿姨5年前被诊断为左侧乳腺癌，在左侧乳腺癌根治术后进行了6次化疗，之后一直定期复查。3个月前，医生发现潘阿姨的右侧乳房也出现了癌灶，潘阿姨不得不再次接受右侧乳腺癌根治术。术后医生建议她按疗程输注化疗药物及静脉营养药物。但是治疗时护士发现潘阿姨的外周血管条件太差，没有办法建立输液通路，眼看着治疗要被耽误。这可急坏了潘阿姨和家人，好在病房的护士长对她仔细检查后，选择利用PICC（经外周静脉穿刺中心静脉置管）技术，为她搭建了一条"生命通路"。这不仅让潘阿姨得以继续接受治疗，还缓解了她每天扎针的痛苦。护士长告诉潘阿姨，置入的这根导管可在她体内长期留置，甚至可以跟着她回家，以满足她接下来按疗程间歇性治疗的需要。

乳腺肿瘤的常规治疗方式有手术治疗和注射化学药物治疗（化疗）。这两种常见的治疗方式，都需要长期频繁地静脉注射。而长期静脉注射需要反复穿刺破坏血管，会造成外周静脉血管萎缩硬化，使得再次穿刺困难；另外，如果化疗药物外渗，还会引起局部组织的损伤、坏死和溃疡；长期穿刺输液，更会令患者周围静脉状况变差，穿刺困难。因此，选择正确的输液工具有助于改善中长期输液因静脉穿刺及药物治疗对患者带来的痛苦。

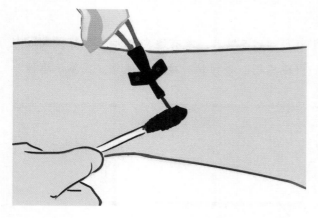

目前最常见，也是最有效

的手段之一就是经外周静脉穿刺置入中心静脉导管（PICC）。

PICC是什么

PICC相当于一根人造血管，专门用来输注药物。它是一条非常纤细柔软的导管，由经过培训的专业医护人员从人的上肢肘部或上臂穿刺进去，漂浮在血管中，因为与血管的相容性很好，因此置入后没有异物感。

留置PICC有什么好处

PICC导管的尖端可以到达靠近心房的上腔静脉，由于这个部位的血液流速非常快，每分钟达到2 000~2 500毫升，所以药物一进入血液就会被快速稀释，可以有效地避免刺激性药物对血管造成的损伤。

患者穿刺留置PICC后可以带管回家，可长期保留，至少1年。因此，维护好PICC导管，不仅可以避免反复穿刺，降低因此导致的感染风险。还可以通过它输注任何药物。

留置PICC有哪些注意事项

（1）注意个人卫生，保持皮肤及衣服清洁，请选择淋浴，避免盆浴和泡浴；衣服穿戴应宽松舒适，不易过紧。

（2）避免用置管侧手臂提重量>6千克的物品。

（3）炎热天气或发现穿刺处贴膜卷边或不洁时，可缩短更换时间，必要时即刻更换贴膜，防止穿刺点发生感染。

（4）可以做家务，不建议参加剧烈的户外运动。

（5）出现不适症状或出现出血情况时，要及时通报护理人员，以便及时进行检查，给予相应处理。

目前，即使身患乳腺癌、不得不采取手术治疗或化学药物治疗，我们还是可以选择对自己身体伤害小的、没那么痛苦的治疗方法，这也是现代医学不断发展而追求的目标。

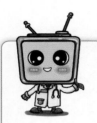

加强手臂功能锻炼，预防静脉栓塞

· 屈伸运动：五个手指依次屈伸运动，每日2次，每次3~5分钟。

· 旋腕运动：腕关节屈伸配合内、外旋运动，每日2次，每次10分钟。

· 屈肘运动：屈、伸肘关节，每日2次，每次10分钟。

· 抬臂屈腕运动：上抬前臂，同时内、外旋转腕关节，每日2次，每次10分钟。

（刘　理　褚　奕）

妊娠疾病接踵而至，
全面应对

　　对于每个女性来说"十月怀胎"是一件无比幸福的事情。当产检医生告诉您一个新生命在体内孕育时，满心的欢喜会让您溢于言表，可当医生又告诉您伴随着新生命您的身体还出现了一些状况，甚至告诉您增大的子宫内并不是胎儿，无情的打击会让你泪流满面。这时，医生考虑的是治疗方案要有利于母亲，但尽量不伤害胎儿，患者和家人面临的是取舍问题。面对如此棘手的困境，请您记住，重中之重是母亲的安全，要积极配合医生的治疗。

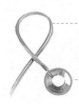 **1** 孕期产检发现了妇科肿瘤，怎么办

　　小张是个全职太太，已婚未育，不定期体检。近2个月"大姨妈"推迟，发现已怀孕。至医院产检进行B超检查时发现"盆腔左侧有个35毫米×48毫米×41毫米大小肿物"。突如其来的肿物让一家人乱了阵脚，怎么会这样呢？该怎么办？还能正常生孩子吗？

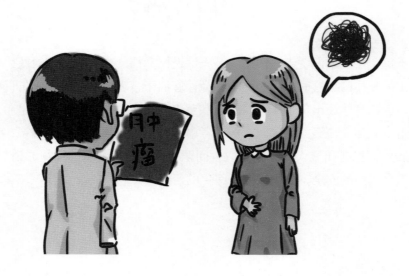

　　怀孕，这也许是每个女性生命中迎来最美妙的时刻。可甜蜜有时也会伴随着不少烦恼。

孕期得了肿瘤怎么办
　　孕期产检发现肿瘤并不罕见，妊娠女性大约每600人就有一个合并附件肿物，不过大多数都是畸胎瘤、卵巢囊肿等良性肿瘤。孕期肿瘤最常见的是囊性的

卵巢囊肿，以生理性多见（黄体囊肿或滤泡囊肿），癌变的概率很低，一般在怀孕14周可以自行消失，但如果是囊实性及实性的肿瘤则需要排除恶性疾病的可能。孕期首次发现的卵巢肿瘤，如果卵巢肿物<5厘米，纯囊性，血液肿瘤标志物水平正常，可定期复查B超至足月，不必特殊处理。但是如果肿物直径>5厘米并逐渐增大，必须重视。

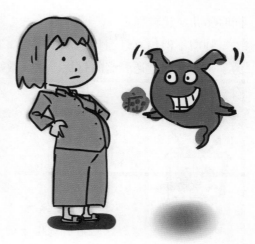

肿瘤对妊娠有哪些不良影响

肿瘤患者意外怀孕很可能会对人体造成不可挽回的伤害，比如，肿瘤的生长位置及大小特殊，在妊娠早期可能会影响胚胎的发育，从而造成流产；在妊娠中期可能并发肿瘤蒂扭转；在妊娠晚期或分娩时，由于肿瘤的存在，可导致胎位异常、早产、阻碍分娩、肿瘤破裂或产后大出血等情况，严重者还会对孕妇的生命构成威胁。

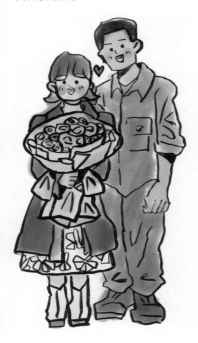

孕期的肿瘤需要治疗吗

孕期发现的肿瘤，需要根据肿瘤的性质、类型、大小、位置，以及有无合并症状等多方面进行评估，决定是否需要治疗。绝大多数的孕期肿瘤无须特殊处理，但应定期监测肿瘤大小、与胎盘的关系及母儿状况。待产期间需进一步观察，根据情况决定是否手术、是否足月后剖宫产时根据肿瘤的大小及部位决定同时切除。如果出现以下情况需积极处理：肿瘤短期增长迅速，高度怀疑恶变者；肿瘤发生蒂扭转、破裂、继发感染等，经保守治疗无效者；肿瘤压迫邻近器官，出现严重症状者。手术时机通常选择在妊娠中期，一般在怀孕14~16周。因为这个时期子宫增大不明显，同时胎儿又比较稳定。

肿瘤不但给女性身体造成了损害，也给意外怀孕的女性带来了很大的困扰。为了不让孕期遭遇肿瘤的打扰，建议做好孕前检查，在孕前把所有可能的潜在危险一并消灭。

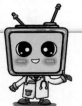

肿瘤术后女性的备孕

对于肿瘤术后女性，需根据肿瘤类型、性质、大小及部位综合评估后听取医生的生育指导。期间做好避孕，一定要遵从医嘱，按医生给出的建议时间怀孕，怀孕后与妇科医生说明情况。如果是恶性肿瘤术后，存在复发的可能，更要密切随访。常见良性妇科肿瘤术后备孕时间如下。

• 良性的卵巢囊肿术后，待下次正常月经后即可备孕。

• 卵巢子宫内膜异位囊肿（巧克力囊肿）术后，进行3~6个月的预防治疗后再备孕。

• 子宫肌瘤术后，需根据子宫肌瘤的位置及大小评估，术后避孕时间一般为6个月至1年及以上。

（祝　捷）

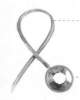

2 孕妇感染了HPV病毒，对胎儿有影响吗

　　李女士结婚一年未孕，去年初月经未来，到医院一查，怀上了，夫妻俩欣喜万分。孕12周时去医院做产前检查，医生给李女士及胎儿都做了全面检查，检查后胎儿一切正常，但李女士的检查结果是"HPV病毒高危33+"。李女士拿到报告后非常恐慌。她非常想要这个宝宝，又怕HPV病毒治疗后会影响到宝宝，但如果不治疗自己病情是否会发展到宫颈癌？带着这些问题，李女士忐忑不安地走进产科医生办公室……

　　人乳头状瘤病毒（HPV）是一种双链环状DNA病毒，可引起宫颈、阴道、外阴、肛门、阴茎、口咽等部位癌症和癌前病变。HPV有200多种型别，其中约40种可引起女性下生殖道病变。高危型HPV持续感染是子宫颈癌的主要病因，低危型HPV感染主要引起生殖道湿疣。孕期HPV感染很常见。

孕期HPV感染的原因

　　（1）妊娠期盆腔和生殖器官血供丰富，阴道分泌物增多，增加了细菌和病毒的易感性。

　　（2）妊娠期绒毛膜促性腺激素、雌激素、孕激素及肾上腺素等激素水平升高，孕妇的免疫功能特别是细胞免疫受到抑制，病毒复制加速，导致HPV-DNA的检出率增加。

HPV感染对妊娠的影响

　　（1）对母亲的影响

　　1）妊娠期低危型HPV感染可引起孕妇下生殖道湿疣，累及外阴、阴阜、两侧大腿内侧及肛周，严重者充满阴道，导致软产道阻塞。

2）高危型HPV感染可能会发展，引起孕妇下生殖道癌和上皮内病变的发生率增加。

（2）对胎儿及新生儿的影响

1）HPV可通过胎盘传播，导致胎儿及婴幼儿感染。

2）如果孕妇感染HPV得不到有效治疗，可通过产道母胎传播，主要引起新生儿及幼儿结膜、口咽和生殖道病变。

孕期HPV感染的处理

（1）妊娠期下生殖道湿疣治疗。

1）病灶较小且局限的疣体：可不予特殊处理。

2）病灶较多且局限的疣体：应用对胎儿没有不良影响的药物治疗，如三氯乙酸，不应采用鬼臼毒素、干扰素和氟尿嘧啶。也可选用激光气化（CO）治疗，其对于孕期生殖道湿疣的效果很好，并发症少，且可反复治疗。

3）如果疣体过大造成软产道阻塞，或者病灶广泛累及子宫颈、阴道和外阴，经阴道分娩时容易发生软产道裂伤及出血，医生会让你选择剖宫产。但也不是绝对的，可听取医生的建议。

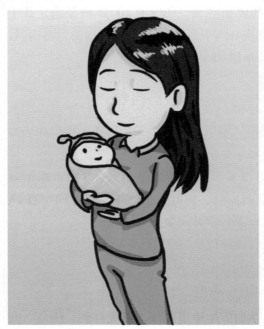

（2）如果高危型HPV检测阳性＋宫颈细胞学检查结果为非典型鳞状上皮细胞（不能明确意义）（ASC-US）以上级别病变，则应行阴道镜检查，排除下生殖道癌和上皮内病变。阴道镜检查对妊娠没有危害。

1）如果阴道镜诊断为低级别病变，可不作活组织检查。

2）如果考虑可能是高级别病变以上的病变，则需行活检后组织学检查确诊或排除。如果组织学检查确诊为高级别病变，建议孕期定期密切随访。产后复查如果仍有病变，再行手术处理。只有怀疑是浸润癌时，才考虑在妊娠期行子宫颈锥切术，但需充分考虑出血和流产的风险。

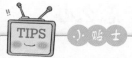

　　如果已确诊怀孕，则孕期不推荐接种HPV疫苗。当然，如果开始接种疫苗后怀孕了，可以继续妊娠，但是应将后续接种时间推迟至产后。孕妇对HPV感染过度焦虑和担忧造成的不良后果，可能比妊娠期HPV感染本身引起的损害更为严重。积极的心理疏导非常重要。

（王　鹰　柳　洲）

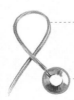 # 3 当怀孕遇上了子宫肌瘤，怎么办

35岁的王女士事业有成，标准的"白富美"。去年经人介绍认识了同样年轻有为的小张，两人一见钟情，交往半年后于今年1月喜结连理。婚后积极备孕，婚后1个月小王女士月经未按时来，上医院B超检查提示"宫内早孕"，但同时发现了4厘米大小的子宫肌瘤。"子宫肌瘤如何治疗？子宫肌瘤会影响胎儿吗？我还能按时做妈妈吗？"小王忧心忡忡，不知如何是好。

正常情况下，对于5厘米以下的肌瘤，无明显症状的患者，一般无须临床治疗，3~6个月进行随访即可；若肌瘤大于5厘米或肌瘤快速增长，一般建议积极药物或手术治疗；如果患者月经过多，药物治疗无效，即使肌瘤在5厘米以下，一般也建议手术治疗。那么当怀孕遇上子宫肌瘤，又该怎么办呢？

子宫肌瘤对妊娠的影响

（1）孕期：由于肌瘤的生长与激素相关，在孕期激素大量分泌，肌瘤可能会随着孕期增大，而对胎儿造成压迫。如果肌瘤压迫宫腔，可能会造成流产。孕期肌瘤也容易发生红色变性，孕妇会出现腹痛、发热、恶心呕吐，大部分孕妇可经药物保守治疗，但情况严重者可能造成流产、早产。浆膜下肌瘤如果发生扭转也会引起孕妇剧烈腹痛。肌瘤

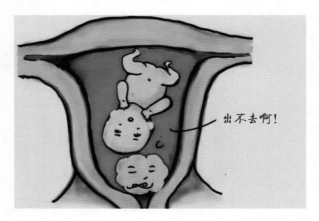

出不去啊！

太大，会影响宝宝在子宫内的活动，容易造成胎位异常。

（2）分娩：肌瘤的位置如果太低，靠近宫颈，可能会梗阻产道，造成难产；分娩时，肌瘤影响子宫收缩、影响胎盘剥离，会引起产后出血。

在怀孕早期肌瘤会造成不孕，反复流产，因此对于有生育需求的女性而言，若肌瘤体积较大或位置不好（黏膜下肌瘤）建议先手术治疗，然后再备孕。但是子宫肌瘤是女性常见的良性肿瘤，如果肌瘤不影响宫腔形态、不影响受孕，可以先不治疗肌瘤，千万不用过度紧张，建议到公立医院接受妇产科医师的专业建议，根据年龄，子宫肌瘤的大小、位置，以及是否有临床症状综合考虑，选择合适的处理方案。

小常识

子宫肌瘤的类型

如果按照部位来分类，可以分为子宫体部肌瘤，一般占90%，其次是子宫颈的肌瘤，大概占10%。如果根据子宫肌瘤与子宫肌肉层的关系来分类，主要分为浆膜下的肌瘤，就是长在子宫外面的肌瘤，其次是长在子宫腔里面的肌瘤，称为黏膜下肌瘤。还有一种是比较特殊的向阔韧带方向生长的肌瘤，称为阔韧带肌瘤。对妊娠影响最大是黏膜下肌瘤，常常会影响受孕和分娩。

（柳　洲　赵江霞）

4 子宫里为什么不见胎儿，却是一串"葡萄"

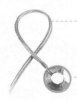

李女士45岁，有一个刚上大学的儿子，一家三口小日子过得其乐融融。近期，李女士避孕失败，"梅开二度"，又怀孕了，一家人欣喜万分，共同期待"二宝"的诞生。这次怀孕李女士感到和上次不一样，妊娠反应特别明显，"吃啥吐啥"，而且明明停经不到2个月，小腹却已微微隆起，老公还笑称"估计怀了双胎"。但是停经2个月时，李女士出现了无痛的阴道流血。此时李女士慌了，在老公的陪同下来到医院的妇科就诊。医生接诊后给李女士做了妇科B超，B超提示李女士怀的是"葡萄胎"。

什么是葡萄胎

葡萄胎是一种来源于胎盘绒毛滋养细胞的疾病，是由于妊娠后胎盘绒毛滋养

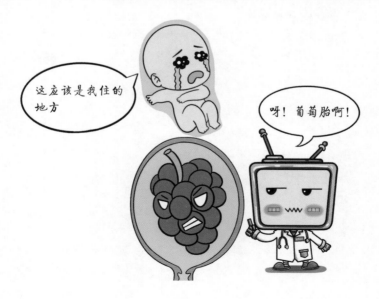

细胞增生、间质水肿，而形成大小不一的水泡状改变，水泡间借蒂相连成串，形如葡萄而得名，也称为水泡状胎块。大部分葡萄胎在清宫后可完全治愈，属于良性病变。我国报道的葡萄胎发病率为8/1 000~1/125，不过随着"二胎"政策的开放，葡萄胎的发病率有上升的趋势，这主要与产妇年龄增加，高龄产妇数量短期内显著增多有关。

葡萄胎有哪些症状

（1）停经后的阴道流血，80%~90%发生在妊娠6~16周。

（2）子宫明显大于相应孕周（发生率约30%）。

（3）妊娠剧吐，发生率约8%。

（4）伴有卵巢黄素化囊肿，发生率约15%。

（5）孕早中期出现血压升高和蛋白尿，发生率约为1%。

无痛
出血

葡萄胎的治疗方法有哪些

（1）负压清宫术：因葡萄胎随时有大出血可能，故诊断确定后，应及时清除子宫内容物。

（2）子宫切除术：年龄在40岁以上，或经产妇子宫长大较迅速者，应听取医生的劝告切除子宫，年轻的可考虑保留卵巢。

（3）预防性化疗：为了防止畸胎瘤恶变，有时会进行预防性化疗。但目前尚无一致意见。据文献报道，葡萄胎做预防性化疗后其恶变率与对照组无明理区别。

治疗葡萄胎前医生会全面评估患者的情况：是否患有贫血、妊娠期高血压疾病或甲状腺功能亢进症。

如何预防葡萄胎

（1）注意生育年龄，最佳生育年龄为25~28岁。

（2）孕期加强均衡营养。

（3）有遗传因素的家庭，生育前要做好遗传咨询和孕期检查。

（4）患过葡萄胎的女性，生育间隔时间建议大于2年以上。

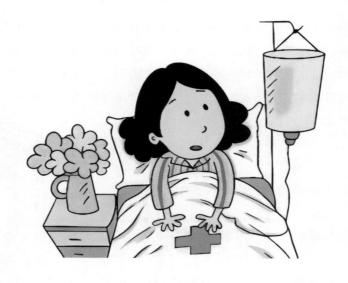

少见的恶性葡萄胎

当葡萄胎的水泡样组织增多，已超过子宫腔范围，侵入子宫肌层深部或在其他部位发生者，称为恶性葡萄胎。发生机会为5%~20%，多于葡萄胎清宫术后6个月内发生。恶性葡萄胎的主要症状是在葡萄胎排出后数月之内，出现不规则阴道流血，量时多时少，子宫略大而软。如果转移到身体其他部位，则有其他部位出血的表现，如葡萄胎转移到肺部可有咳血，转移到脑部则出现脑出血症状。

（王　鹰　柳　洲　赵江霞）

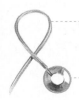

5 绒毛膜癌治疗后还能生育吗

今年2月春节期间，大学生小林因未婚先孕，瞒着家人悄悄去附近医院的计划生育门诊做了无痛人流手术，当时手术很顺利。术后医生告知小林，如果术后2周阴道出血一直未净，建议门诊就诊。术后2周小林阴道出血淋漓不净，时有时无，身体余无不适。同时因未婚羞于告知父母，也未遵医嘱。术后1个月，小林出现莫名的咳嗽，少量咯血，无发热，故去呼吸科就诊。细心的医生追问病史，发现小林有人流史，现仍阴道出血未净，故检查血HCG发现显著升高，肺部CT显示片状阴影。请妇科医生会诊，医生诊断为"绒毛膜癌"。小林拿到医生的诊断报告，当时就哭着说："和怀孕有关的癌症，这是什么疾病？我还能活多久？"

什么是绒毛膜癌

绒毛膜癌是与异常妊娠相关的罕见疾病，是一种恶性肿瘤，常继发于葡萄胎、流产、异位妊娠、足月产或早产。该病患者怀孕后无绒毛存在，有异常的合体滋养细胞和细胞滋养细胞，容易出现组织坏死和出血，可能会侵及子宫和周围器官，常有远处转移，特别是转移到肺，也可能转移到肝、脾、肾、肠和脑。

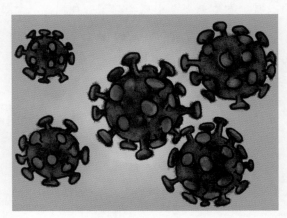

有哪些特征性表现

（1）自然流产、异位妊娠或足月妊娠后不规则阴道流血。

（2）阴道有紫蓝色结节。

（3）子宫增大，宫旁有肿块，

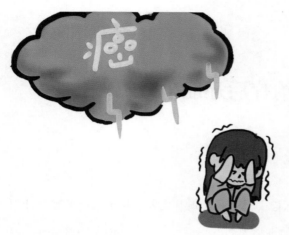

常为卵巢黄素囊肿。

（4）持续性低水平HCG升高的患者应去医院密切随访，因为有些病例可能伴随不断上升的HCG发展而来。

（5）转移部位X线检查发现占位性病变。

绒毛膜癌能治愈吗

主要治疗方法是化疗，辅以手术治疗。大多数患者仅通过化疗即可获得治愈，在保留生育力方面与其他妇科恶性肿瘤相比具有很强的优势。临床研究表明，绒毛膜癌患者在保留生育力治疗后的妊娠率及分娩结局均令人满意。

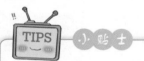

TIPS 小贴士

大多数绒毛膜癌患者较年轻，仍希望在治疗后能够生育。一般而言，血管栓塞和（或）盆腔动脉插管化疗对患者的生育力几乎没有影响，虽然化疗期间患者可能出现闭经，但绝大部分患者在化疗结束后月经可复潮，并有成功足月妊娠的报道，但远期有提前绝经的风险。由于担心治疗后生育能力问题，有些患者会出现抑郁等心理问题，可能需要心理和性心理咨询。请记住绒毛膜癌治愈后对将来的生育、妊娠和后代没有影响。

（王 鹰 柳 洲 赵江霞）

康复措施千变万化，
恰到好处

　　长期以来，医疗的价值体现以治愈为标志，以挽救生命、去除病因、逆转病理和病理生理为主要目标。如今，多数疾病的转归已经不再简单地以治愈为结局。肿瘤的发病原因与环境、遗传、衰老等密切相关，其病因并非可以轻易去除，有些病理和病理生理改变也并非可以彻底逆转。康复的价值，在于减少临床治疗负荷和提高临床疗效，帮助更多患者走出疾病阴影，尽可能地恢复功能。

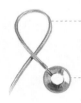

1 术前如何进行自我康复训练

赵女士在一年一度的公司体检中被查出乳腺癌，医生为赵女士安排一周后手术。由于长期工作繁忙，赵女士缺乏锻炼，医生建议赵女士进行适量的术前锻炼，赵女士虽不知其用意，但仍旧按照医生的嘱咐坚持锻炼，做好术前准备。◀

近年来，女性恶性肿瘤的发病率有逐年增高的趋势。目前，对恶性肿瘤主要采用根治性手术治疗，例如，乳腺癌术中需要切除整个乳房，以及胸大肌筋膜、锁骨与腋窝下淋巴结、组织等。乳腺癌切除的范围较广，导致部分术后患者因患肢关节制动、瘢痕挛缩、淋巴液回流受阻而发生功能障碍，给患者预后与生活带来了严重影响。

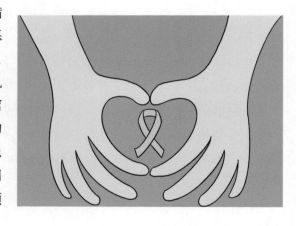

为什么需要进行术前康复训练

每个手术患者都会经历术前期、手术期、术后恢复期3个阶段。在手术过程中，无法避免麻醉药物使用、手术创伤刺激、术后疼痛、肺部感染等因素，会进一步引起心肺功能下降，使机体免疫力受到严重破坏，影响患者快速康复，好的身体储备可帮助患者术后身体快速恢复。术前康复训练正是通过提高患者术前身体储备功能，从而加速患者术后康复的重要手段。术前康复训练可以显著减少上肢水肿的发生率，使手的活动范围大大增加。

如何进行术前康复训练

（1）心肺功能训练：心肺功能训练包括有氧运动及呼吸训练，可减少肺部感染并增强机体免疫力，减少乳腺癌手术术后各类并发症的发生率。

1）爬楼梯/斜坡走路：爬楼梯或斜坡走，中间可适当休息，当刚刚有些喘气时可停止活动。每天可以进行2~3次，训练等级循序渐进，从爬2~3层到爬4~5层，逐渐提升心肺功能。

2）吹气球：缓慢匀速地吹气锻炼可提升患者的给氧功能并有利于积痰排出。坚持每天3~4次、每次10分钟的吹气锻炼，循序渐进，吹的气球由小逐渐变大。

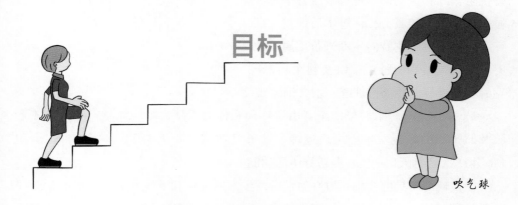

目标

吹气球

3）腹式深呼吸：是身体在保持静态活动时最佳的呼吸方式。要求用鼻子吸气，嘴巴呼气，吸气时间短，呼气时间稍长。用鼻子吸气约2秒，屏息1秒，之后张开嘴巴呼出气体4~6秒，每次5~10分钟，每天做3次。

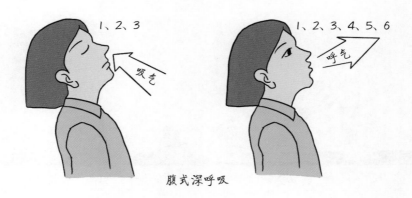

1、2、3
吸气

1、2、3、4、5、6
呼气

腹式深呼吸

4）咳嗽训练：深吸气后用胸腹之力用力咳嗽，咳嗽声从胸部震动而出，每天3次，每次20~30下。

5）其他：可结合自己的兴趣爱好，如骑自行车、打太极拳、慢走等有氧活动提高心肺功能。

（2）运动功能训练

1）上肢功能运动：乳腺癌术中对腋窝淋巴结进行了清扫，会严重损伤腋窝周围血管和肌肉，术后常见上肢肿胀、上肢肌力减退的现象。术前对手术侧肢体进行抗阻训练和主动训练可有效改善手术区域的血液循环和肌力，促进术后恢复。训练动作包括手术侧肢体主动进行旋肩、屈肘、手指爬墙和肩外展，以及利用1~2千克的哑铃进行上述动作训练，增大训练难度。

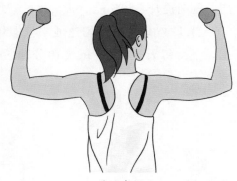

上肢功能运动

2）整体运动：术后早期患者由于疼痛和体力下降常卧床休息，导致整体下肢及躯干肌力减退。术前可通过踝泵（每组30次，每天4组）训练、桥式运动（每组15次，每天2~3次）提高身体活动能力。

（3）辅助器具的使用：为避免术后发生术后上肢和下肢水肿，应提前学会穿脱肘吊带、弹力袜的方法，便于术后应用吊带托住患侧上肢，避免下垂，从而减少上肢水肿的发生。术后穿上弹力袜避免下肢静脉栓塞。

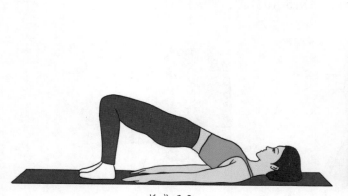

桥式运动

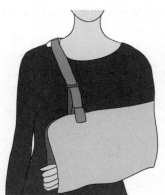

使用辅助器具

恶性肿瘤患者术后康复效果的好坏，直接影响患者的情绪、治病的信心，所以术前正确认识可能出现的并发症，坚持康复锻炼，保持良好的心态，补充丰富的营养，保证良好的睡眠，都是保证良好治疗效果的必要条件。

（袁　美　毕　霞　赵江霞）

2 手术后究竟该动还是不要动

昨天病房里的王老太做了妇科肿瘤的手术，今天一早护士小张给王老太更换床单、被套，被王老太的家属和王老太阻止了。王老太说："我昨天刚做了手术，伤口很疼，动一动身子，伤口就会裂开，我还是躺着不动，不要换床单了。"小张护士了解王老太的顾虑后，莞尔一笑说道："您可放心吧，伤口啊可没您想的那么脆弱。"

术后早期活动有哪些好处

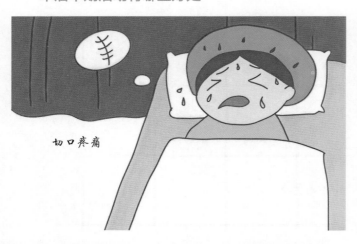

切口疼痛

术后早期活动，不仅没有坏处，还有很多好处。可以减少肺部感染、肠粘连、腹胀、尿路感染等的发生，还可以减少比较令人头疼的深静脉血栓形成。什么是深静脉血栓呢？打个比方，现在你有一瓶静置了很久的鲜榨果汁，你可以明显看到瓶底会有沉淀物，喝前摇一摇必不可少。而我们的人体血管就好比一个瓶子，血液就像是鲜榨的果汁，长时间躺着不动，血液就会在血管里慢慢沉淀，最后凝固变成血栓。血栓一旦脱落到了其他地方，后果不堪设想。但是，如果你起来活动一下，就和摇一摇杯子一样，不会产生沉淀了，血栓自然也就不会形成了。

手术后翻身，伤口会裂开吗

手术后建议早期活动，适量的活动伤口是不会裂开的，当然，如果是太剧烈的运动还是要避免。

怎样的活动才合适呢？其实，当我们从手术室回到病房时，"活动"就可以开始啦！刚开始我们可以抬抬手、转转脚、挪挪臀，6小时后，我们就可以在床上慢慢地左右翻身啦。记住是缓慢哦，毕竟我们做了手术，可不能太灵活。

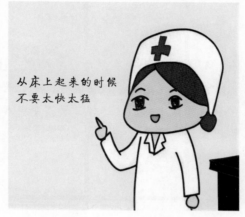

从床上起来的时候不要太快太猛

术后拔了各种导管，就可以开始下床活动了。下床活动前别忘了先做热身运动，先抬高床头，转转脖子、活动活动四肢关节，然后坐在床边踢踢脚，接着起立原地踏踏步，最后就可以扶着墙慢慢走啦。走路时千万不能逞强，要让家属扶着，如果有不舒服，马上要停止活动，坐下休息。

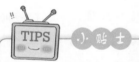

术后大多数患者不敢动是因为动起来伤口疼痛难忍。现在让我们来学习一个小小的动作，可以活动时让我们的伤口不那么疼。方法是，当我们要活动时可以将双手轻轻地与伤口裂开的反方向捂住伤口。别看这个动作简单，但可以减轻伤口的张力，缓解我们伤口的疼痛。如果想要打喷嚏、咳嗽，也可以用这招。当然，当手术切口比较大时，我们还可以借助腹带来达到减小伤口张力的目的。

（卢秀清）

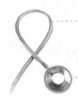

3 "运动"与"癌症",相生还是相克

47岁的王女士在经历了乳腺癌手术之后,便一直在家中卧床静养,不敢出门锻炼,觉得运动了人会疲劳,会让病情复发。随着时间的推移,王女士的身体并没有想象中的那么好转,反而变得浑身肌肉酸痛、无力,提不起精神,整天昏昏沉沉。眼看王女士日渐憔悴,无奈之下,王女士的家人带着王女士去医院寻求医生的帮助。

目前"生命在于运动"的理念已深入人心,广场舞攻占各大广场、公园,健身器械也出现在各大社区……但是,一些对于运动的错误认知也流言四起,在癌症患者的朋友圈中经常可以看到以下言论:"运动虽然会促进新陈代谢、血液循环,但会加速癌细胞的扩散""癌症是一种消耗病,要静养,避免体力消耗"……

癌症患者运动对身体有哪些益处

2018年3月美国运动医学学院(ACSM)召集包括美国癌症协会在内的17个合作伙伴进行了专家圆桌会议,基于最新的科学证据就运动对预防、治疗、康复的益处提出建议。

建议中指出了运动对于癌症预防、治疗和预后有三点益处。

(1)运动对于所有成年人的癌症预防是非常重要的。运动可降低七种常见癌症的风险,如结肠癌、乳腺癌、宫颈癌等。

(2)运动可以帮助提高癌症患者存活率。已有大量研究表明,适当的运动可改善身体功能、有氧能力(心肺功能),提高癌症患者的免疫力,增加抵抗力,从而改善生存质量,延长无病生存期,降低复发风险,提高治疗方案完成率,预防或减轻癌症治疗引起的长期和迟发并发症。

（3）运动可以改善癌症患者在癌症治疗中和治疗后产生的疲劳、焦虑、抑郁等心理问题。

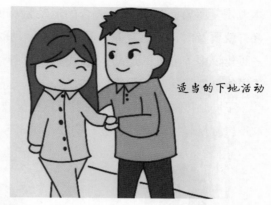

适当的下地活动

肿瘤患者如何安全科学地运动

在肿瘤治疗期间和治疗之后，各种类型锻炼的安全性和有效性是关键。通常包括以下几种。

（1）呼吸练习。一些肿瘤患者可能呼吸急促或呼吸困难，甚至出现紧张、焦虑情绪。呼吸练习不仅有助于将空气移入和移出肺部，从而吸入氧气，提高耐力，还可以帮助减轻导致肌肉紧绷的压力和焦虑。练习时鼻子缓慢吸气，腹部鼓起，吐气时嘴巴缩小，腹部缓慢凹下，尽可能延长呼气时长。每组10次，每次2~3组。

（2）伸展运动。定期拉伸可以改善人体的柔韧性和姿势，有助于增加向肌肉流动的血液和氧气，还可以帮助身体自我修复。对于一些肿瘤术后或接受放疗的长期不运动的患者，伸展运动可以有效地缓解肌肉僵硬。

（3）有氧运动。可以增强肿瘤患者的心肺功能，并可以缓解肿瘤患者在治疗期间和治疗后的疲劳感。对于很多人而言，步行、骑单车都是进行有氧运动的简单方法。《2020世界卫生组织关于身体活动和久坐行为指南》建议慢性病成人和老年人每周进行300分钟的中等强度运动，或者可以进行150分钟的剧烈运动。对于肿瘤患者，一般不建议进行高强度运动，因为高强度运动会极度消耗体能，容易出现损伤，同时导致身体对癌症抵抗能力的下降。

（4）力量训练。肿瘤患者如果在治疗和康复过程中不注重运动锻炼，容易发生肌肉萎缩，一些临床治疗还会引起肌肉无力。借助哑铃、弹力带进行适当的力量训练或阻力训练可帮助维持和强壮肌肉、改善平衡、减轻疲劳并预防骨质疏松。

如何选择合适的运动量

肿瘤患者不宜参加剧烈运动，原则上应该选择低强度、持续时间较长的运动，应循序渐进，持之以恒。通常，如果运动后晚上睡一觉，第二天精神很好，体力恢复正常，这个就是适合的运动量。如果休息以后第二天自我感觉非常疲惫，就要及时调整运动量，适当减少运动时间。最后，要掌握每次运动的强度。一般建议中等强度的运动，也就是运动时呼吸稍急促，微微出汗，停止运动以后适当休息就能恢复正常心率的状态。

不同强度的运动如下，患者可以根据自己的身体恢复情况选择。

（1）最轻度运动：散步、购物、做家务、打太极拳。可持续进行30分钟。

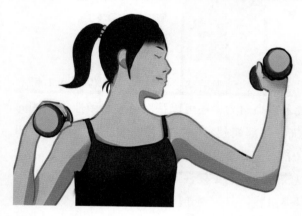

（2）轻度运动：跳交际舞、做体操、平地骑车、打桌球。可持续进行30分钟式。

（3）中度运动：爬山、平地慢跑、打羽毛球、上楼梯。可持续进行10分钟。

（4）高强度运动：跳绳、游泳、举重、打篮球。可持续进行5分钟。

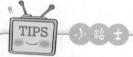
TIPS 小贴士

癌症患者运动时的注意事项如下。

• 使用激素治疗者，建议去医院对骨折风险进行评估。

• 周围神经病变者，注意活动安全，防止受伤。

• 造瘘患者，防感染，避免腹压过高。

• 下肢淋巴水肿者，有氧运动或力量训练前要去医院对下肢情况进行评估，运动时穿弹力服。

• 免疫功能受损者，不去公共场所。

• 放疗期间不去游泳池。

（郭祎莎　毕　霞　赵江霞　吴季春　王　鹰）

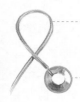

4 乳腺癌术后会遇哪些康复问题

病房里小静的主治医生微笑走来，问道："今天感觉怎么样？"有点虚弱的小静细声细气地回答道："谢谢您，感觉挺好的。"医生又说："恭喜你挺过了手术期，手术很成功。但需要注意的是，这才仅仅是你重回健康生活的第一步，未来还有很多康复工作需要我们医生、康复师以及你和你家人的配合。"小静点点头，心理寻思，我还要过哪些健康关呀……

乳腺癌综合治疗会有哪些不良反应

乳腺癌外科手术、化学疗法、放射疗法、靶向药物和激素治疗可能会对人体产生一些副作用，这些副作用会对患者的身心健康产生不可忽视的负面影响。据报道，有超过60%的患者在乳腺癌治疗期间或之后至少存在一种治疗副作用，包括疼痛、淋巴水肿、疲劳、周围神经病变和上肢功能障碍（如肩部活动范围和力量减少、肩胛骨力学失衡及肌肉短缩），以及心理焦虑及抑郁。这些功能性后遗症严重影响了乳腺癌患者术后的生活质量和幸福感。

出现什么情况需要寻找康复帮助

（1）疼痛或麻木：手术后如果感到疼痛、有针刺感或术侧身体感觉异常，而且无法忍受，严重影响了你的日常生活，此时需要康复治疗师来帮你缓解疼痛。此外，在平时的日常生活中要注意自我保护，防止麻木侧肢体冻伤和烫伤。也可以进行一些简单的自我康复处理，如缓缓地运动、对异常感觉部位进行轻柔的按摩等。

（2）上肢肿胀：乳腺癌术后的上肢水肿，主要是前哨淋巴结活检或腋窝淋巴结清扫术的副作用。我们也称这种水肿为淋巴水肿。淋巴结可以理解为我们身体内的输水管道，淋巴结清扫后输水管道减少，身体便会有多余的水无法排出而在身体局部积聚，形成我们肉眼所看到的肿胀。淋巴水肿的预防是非常重要的，乳腺癌术后应咨询康复师预防水肿的自我康复锻炼方案。如果发现上肢肿胀或僵硬超过6周未改善，要及时咨询康复师，否则长期严重的水肿会导致上肢活动障碍，甚至出现上肢神经、血管病变。

（3）疲劳：乳腺癌综合治疗后身体功能需要逐渐恢复，很多人会感觉到虚弱和疲劳。除了要保证足够的睡眠和营养外，还需要进行一定的运动康复锻炼，来加快身体的恢复。运动康复训练方案最好由康复师制订，不合适的运动强度、运动时间等都会影响最终的锻炼效果。

（4）上肢功能障碍：乳腺癌手术难免会对上肢运动相关的肌肉、神经等造成一些损伤，并使其功能受限，如肩关节屈曲受限而导致梳头困难，肩关节内旋、后伸困难而无法系腰带等，而困扰患者的日常生活。但是，这些功能受限都是可以通过康复锻炼去预防和改善的。术后要及时寻求康复师的帮助来加以预防，或者通过康复锻炼使功能受限的肢体得以改善。

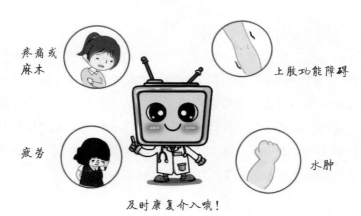

疼痛或麻木

上肢功能障碍

疲劳

水肿

及时康复介入哦！

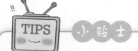

乳腺癌术后康复不可轻视，不然会严重影响术后的身体功能和幸福感。平时应注意：①不在患肢抽血和静脉注射；②患侧上肢不提重物；③避免患侧上肢皮肤破损和感染；④不穿袖管过紧衣服；④患侧肢体不戴过紧首饰。

（郭祎莎　吴季春　毕　霞　赵江霞）

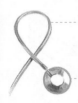

5 乳腺癌术后肩膀刺痛，如何康复锻炼

　　杨女士今年52岁，两个月前因乳腺癌接受单侧乳房切除术。术后觉得需要静养，就一直没怎么活动。不久前，杨女士突然发现自己的左臂肿胀得厉害，无法抬臂，轻轻抬手，肩膀就感到一股钻心的疼痛。杨女士这才去医院找医生寻求帮助。

乳房切除术后肩膀为什么会疼痛

　　很多乳房切除术后的患者会出现肩膀疼痛，这是因为手术造成了局部软组织损伤。单侧乳房切除术可能不可避免地会造成周围肌群如胸大肌、胸小肌及神经、血管、淋巴管的损伤。此外，患者因为害怕疼痛和影响伤口恢复，长期保持上肢制动，使上肢及肩关节长期活动不良，血液和淋巴循环不畅，从而更容易使患侧上肢水肿、肩关节活动困难。

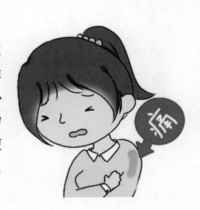

术后如何进行上肢康复锻炼

　　目前，乳腺癌术后患者常采取阶段性上肢康复训练的方法。康复治疗师会根据乳腺癌术后不同时期及阶段，给予相应的训练指导，设计不同的康复训练方案，促进肢体功能恢复。患者术后24小时即可开始早期康复训练。

　　（1）术后至引流管拔出前：术后24小时，麻醉清醒后即可进行手指和腕部的屈伸运动。此阶段患者切口的牢固性较差，主要进行手指、腕、肘的任意主动运动及上臂的等长收缩运动，包括指关节屈伸运动、交替屈指运动、腕关节及肘关节的屈伸运动，如握拳运动、腕关节被动活动。不宜做手臂外展运动。每组

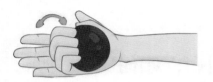

握拳运动

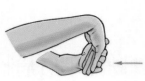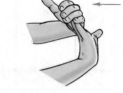

腕关节被动活动

40次，每天2~3组。

（2）拔出引流管至拆线前：拔出引流管后可逐渐加入肩部动作，并循序渐进增大训练强度，以不引起疼痛不适为限。此阶段主要进行肩关节活动度练习，包括肩关节前屈、后伸、内收、外展及内、外旋等各个运动轴的主动运动。肩关节可抬高、伸直、屈曲90°，以防止腋下皮肤愈合面过紧。

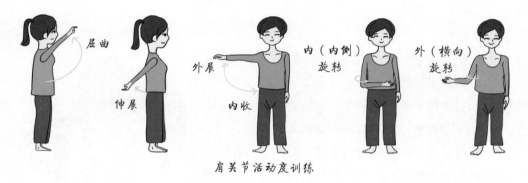

肩关节活动度训练

之后可由肩部逐渐过渡到上臂全范围的关节活动，如手指爬墙运动、梳头运动、压臂运动等。通过这些练习，增加关节活动度及肌肉力量。鼓励并指导患者用术侧上肢进食、刷牙、穿衣等。

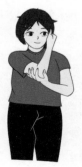

患手抓耳（健手可辅助）

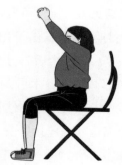

双手前举（健手在下）

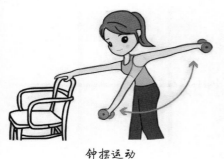

钟摆运动

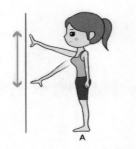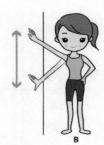

爬墙运动

（3）拆线后：此阶段手术切口已相对牢固，可适量进行大范围的上肢及肩关节活动，如耸肩运动、上臂上举、手指爬墙运动、护枕展翅运动。还可利用弹力带、哑铃等进行各方向的负重训练。针对肩关节内收肌群的训练可选用等速肌力训练，也可进行一系列渐进式阻力训练。训练强度以稍感疲劳、微微出汗为度，可每天多次训练。如果第二天无不适，可维持当前运动强度。如果运动后有明显酸胀感，可降低训练强度。

功能性锻炼对预防长期肩关节制动所引起的关节内粘连、促进疏松结缔组织的形成、减低术野瘢痕组织强度有很大的帮助。

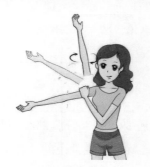

环臂训练

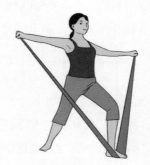

渐进式阻力训练

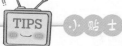

选择自己可耐受的运动强度训练，避免出现明显疲劳、疼痛。同时每次主动或被动运动均应有牵伸感，并持续一定时间。训练要循序渐进，务必在完成上一阶段训练内容后再进入下一阶段训练。

（赵江霞　吴季春　毕　霞）

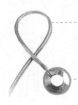

6 乳腺癌术后胳膊肿胀怎么办

芬芬近期做了乳腺癌根治手术，术后3个月发现患侧胳膊逐渐增粗，有胀胀的疼痛感觉，手不能上抬。她想到术后出院时医生曾经说过，如果出现这种情况要及时去医院就诊。她心想，莫非是肿瘤复发了？带着疑问，她走进了医生的专家门诊，问个究竟。医生告诉她："这种情况不是复发，是术后上肢淋巴水肿。"◀

什么是乳腺癌术后上肢淋巴水肿

患侧上肢淋巴水肿是乳腺癌术后最常见的并发症之一，也就是我们看到的手臂肿胀。乳腺癌术后有10%~30%的病人可能会出现这个现象。手臂肿胀后常引起肩活动受限、手没有力气，还可能伴随麻木、疼痛等问题，给病人的日常生活带来极大不便。

为什么乳腺癌术后胳膊会肿

乳腺癌手术除了需要切除患侧乳腺，还要切除部分胸部肌肉和相关的神经、血管，并且还要切除这个部位的淋巴结，也就是医生常说的"腋下淋巴结清扫"。

不同原因导致的上肢肿胀

项　目	静脉回流障碍	淋巴引流障碍
产生原因	腋窝属支被严重破坏、静脉炎症、静脉栓塞等	腋窝清除范围不当、腋腔积液、腋区感染等
肿胀发生时间	短时间内（术后数天）迅速增粗	常发生在术后1~2个月或数月之后
表现	多累及前臂及手掌，有表浅静脉扩张，抬高上臂常有所缓解	上臂呈象皮样肿胀，静脉扩张不明显

这些处理往往会造成上肢淋巴引流障碍和静脉回流障碍，导致上肢出现不同程度的水肿、疼痛和肢体活动受限。

如何判断自己的严重程度

淋巴水肿按肿胀程度常分为轻度、中度和重度肿胀三类。

程　　度	累及范围	上肢是否有异常	受限情况
轻度肿胀	局限于上臂	没有明显的感觉	活动无受限，对生活和工作没有影响
中度肿胀	上臂和前臂	上肢有沉重感	活动稍受限，生活和工作没有一定影响
重度肿胀	上臂、前臂和手背	上肢肿胀或麻木	活动明显受限，对生活和工作产生严重的影响

上肢肿胀有好的治疗方法吗

目前上肢肿胀的治疗尚缺乏特异性手段，临床上主要通过保守治疗、药物治疗和手术治疗三个方面，其中保守治疗是临床应用得最为广泛的治疗方法。

（1）保守治疗

1）气压治疗：气压治疗可对肢体从远端到近端进行均匀有序的挤压，促进淋巴、血液流动，促进机体的组织液回流，从而起到预防和消肿的作用。常用的空气波压力治疗仪还可起到按摩作用，能有效防治肌肉萎缩，每次治疗20~30分钟。

2）压力绷带加压包扎：弹性压力绷带包扎可增强淋巴管的输送功能，减轻淋巴液的积聚，使其重新分布，还可缓解由于水肿导致的皮肤改变。包扎步骤如

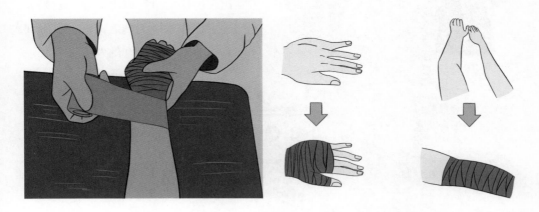

下：从远端向近端包扎（从手到上臂），压力逐渐递减，压力带以50%的重叠率向上进行缠绕。注意绷带不要拉伸过大，易影响血液循环。

3）徒手淋巴引流：乳腺的淋巴结分布极为丰富，多分布于腋下、乳房内侧和锁骨上。淋巴引流应从近心端开始，且手上举超过心脏平面。具体操作步骤为：先重点轻揉肿胀周围淋巴分布丰富的区域，然后手部施压将肘部淋巴往腋下淋巴结处引流，再接着将手背、手掌、前臂淋巴引流至肘窝淋巴结区，使组织液得以疏通。注意手法的施压力量以不引起局部皮肤发红为宜。

4）运动疗法：肌肉的收缩和舒张可有效促进血液和淋巴的流动，是一种简单直接的消肿方法。功能锻炼还可松解、软化瘢痕组织，预防瘢痕挛缩，有效预防上肢疼痛和活动受限。乳腺癌术后上肢运动方法见"乳腺癌术后肩膀刺痛，如何康复锻炼"。

5）皮肤护理：重度淋巴水肿患者手臂的皮肤常呈纤维化、角化、象皮肿样，且皮肤特别敏感，需要进行皮肤护理。

护理时坚持三要：①沐浴后要擦润肤乳；②要穿纯棉透气、宽松的衣物；③要及时清理剪短手指甲，保持手卫生。

护理时注意三不要：①不要穿过紧衣物、测量血压等对皮肤产生较大压力的日常行为；②不要让患肢受伤或皮肤破损，避免注射、抽血、烫伤和蚊虫叮咬等；做家务事，特别是清洗碗盘时要戴手套；③不要感染，如遇发红、皮温增高、发热、感染症状等要及时就医，及时抗感染治疗。

然而多项临床研究证明，上肢出现肿胀后进行以上治疗，效果欠佳。但在水肿出现之前进行以上训练可有效减少水肿的发生率。

（2）药物治疗和手术治疗：应用草木犀流浸液片、β-七叶皂甙钠、利尿药等可暂时改善症状。手术治疗可显著减少水肿复发，但不能治愈乳腺癌术后上肢肿胀。

由此可见，上肢淋巴水肿的治

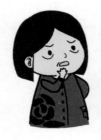

如何预防乳腺癌术后上肢肿胀的产生？

功能锻炼
保护患肢
饮食控制
控制体重
做好皮肤护理

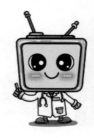

疗目前仍然是一个临床难题，难以从根本上解决问题。明显的水肿一旦出现，只可能控制病情，不可能消除症状。应强调预防为主，在术后就开始进行功能锻炼和预防性治疗，实行早期治疗，且长期坚持。

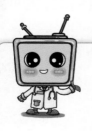

预防乳腺癌术后上肢肿胀方法

· 预防水肿最简单的、最直接的方法是功能锻炼，术后24小时即可开始锻炼，注意必须持之以恒。

· 注意保护患肢：避免长时间手臂下垂，可使用三角巾固定，避免提重物。

· 控制食用盐的摄入，以减轻水肿程度。

· 控制体重：近年来的研究表明肥胖病人比消瘦病人更容易发生上肢肿胀。

· 做好皮肤护理，预防皮肤破损和感染。

（袁　美　毕　霞　赵江霞）

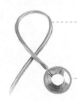

7 宫颈癌术后漏尿，可以通过锻炼改善吗

活检结果出来了，很不幸，小文被诊断为宫颈癌，做手术是她唯一的选择。当她从手术室出来的那一刻，她以为一切病痛都结束了，可以重新开始新的生活，就和什么都没发生过一样。但是，她却陷入了另一个"深渊"，她不再敢和朋友一起出去尽情地挥打球拍，也不敢随心所欲地大笑……其中的原因是漏尿，她愁眉莫展，隐私难言。

宫颈癌是威胁女性生命健康的最常见的恶性肿瘤之一。我国每年宫颈癌新发病例约占全球新发病例的1/3。而广泛子宫切除术是早期宫颈癌的常规治疗方法。

宫颈癌手术可能会带来什么不良结果

由于在广泛子宫切除术中盆底神经和组织受到损伤，导致盆底功能障碍，会

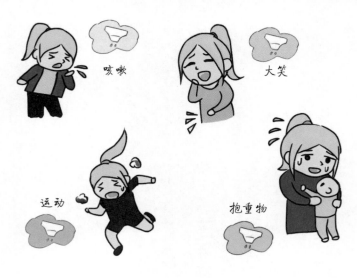

出现尿潴留、在大笑或剧烈运动时尿失禁、性欲低落、便秘或排便不尽等令人尴尬的症状。

怎么会发生这些尴尬的症状

主要和我们的生理解剖和手术的特点有关。子宫、膀胱、大肠等都是邻居，而盆底肌像紧缩的袋口一样收纳着以上器官。广泛子宫切除术时很难避免损伤盆底组织及神经，造成原本紧缩的袋口变得松弛，尿液在腹内压力增高的时候就容易漏出，同时还会导致肛门、肠道异常症状及性功能障碍。

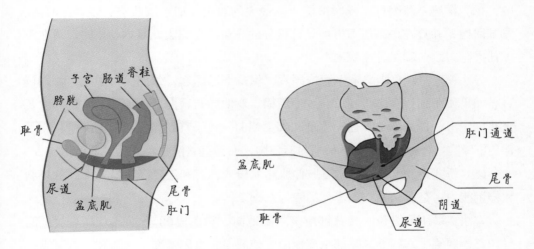

还能重拾以前健康的美好生活吗

如果术后确实像小文一样发生了盆底功能障碍，不必慌张，但是也不能任其发展。盆底肌肉主要通过收缩和舒张来控制排尿、排便（如图），通过加强盆底

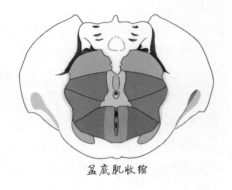

盆底肌收缩

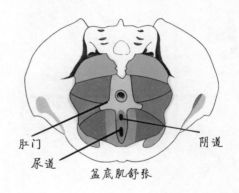

盆底肌舒张

肌肉的训练可以恢复盆底相关器官的正常生理功能。

增强盆底肌的训练方法有哪些

（1）凯格尔运动：凯格尔运动，也就是常说的提肛运动。该方法是有意识地对以肛提肌为主的盆底肌肉进行自主性收缩训练。

方法：做收缩肛门、阴道动作，每次收缩时间不少于3秒，然后放松，连续做15~30分钟，每日做2~3次，或者每天做150~200次，6~8周为一个疗程。一般经过4~6周的训练，功能就会有一定程度的改善。

（2）深蹲：深蹲可以同时锻炼身体最大的肌肉，如下肢肌肉、腰腹部肌肉、背部肌肉，并且在提高肌力方面具有最大的收益。在完成此基本动作时，请在添加任何阻力之前确保骨骼稳固。

方法：直立，双脚略宽于肩或同宽，保持下巴翘起，颈部保持中立，背部挺直。如果使用杠铃，应将其放在脖子后面。弯曲膝盖，向后推伸臀部，就好像要坐在椅子上一样，膝关节运动轨迹和脚尖朝向一致，直到大腿与地面平行，躯干伴随下蹲有节律地稍稍前倾。然后拉直双腿，回到直立位置。每日完成15次。

（3）桥式运动：可以抑制下肢伸肌痉挛模式，有利于提高骨盆对下肢的控制和协调能力，是成功站立和步行训练的基础。

方法：采用仰卧位。腰背部应该紧贴地面，膝盖成90°弯曲，双脚平放，两臂伸直，两侧手掌朝下。臀部抬离地面，使肩甲、身体背部、大腿和膝盖形成一条直线。然后暂停5~10秒，再返回起始位置。每天完成2~3组，每组10~15次，每组之间休息30~60秒。

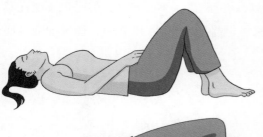
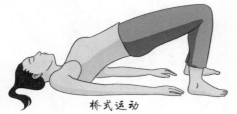

桥式运动

（4）超人运动：锻炼腹部和臀部肌肉。

方法：屈膝卧位，手掌放在肩膀下，膝盖在臀部下。背部挺直，脖子保持中立。用一侧手掌和另一侧下肢支撑身体起身。起身移动时，同时伸直并抬高左腿和右臂，使骨盆和肩膀保持水平、中立。不要抬头或低头。保持5秒。然后弯曲并放下腿和手

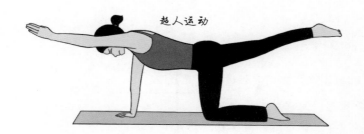

超人运动

臂，使其回到起始位置，保持稳定性。然后切换，抬起右腿和左臂。

（5）斜板抬腿运动：锻炼臀部肌肉，对久坐的病人进行臀部和盆底肌训练效果较好。

方法：屈膝，手掌撑地。吸气时向上抬腿，呼气时落腿，保持一个呼吸做1次动作，做满10次换另一侧。

（6）阴道哑铃辅助锻炼：可以使用盆底康复器，也就是使用阴道哑铃辅助盆底肌的锻炼。患者可以居家巩固，维持盆底康复治疗的效果。训练过程中逐步增加难度及强度，一般训练3个月，之后再次评价康复效果。

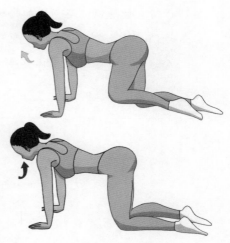

斜板抬腿运动

（7）生物反馈治疗：还可以通过盆底肌的电刺激、生物反馈治疗进行盆底肌的锻炼，以加强肌肉的自主收缩，从而提高盆底肌肉的张力、肌力。需要在医疗机构应用相关的设备进行训练。

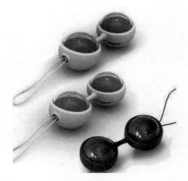

阴道哑铃

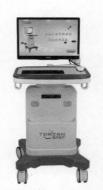

盆底肌生物反馈治疗仪

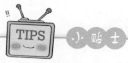

盆底肌功能锻炼期间要注意以下几点。

• 加强营养，注意补充蛋白质。

• 不宜过度劳累，避免提重物、拖地。

• 保持大便通畅，避免增加腹压。

• 放松心情，不宜焦虑，应配合医生完成盆底肌锻炼。

• 盆底肌康复锻炼需循序渐进，建议先做较温和运动，6~8周后可做大部分运动。

（郭祎莎　毕　霞　赵江霞）

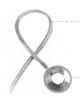

8 战胜肿瘤术后失眠，这些方法你了解吗

自从张姐得知自己患卵巢癌后，就再也没有睡过一个安稳觉，一躺下就开始担心自己的身体、手术等事情。后来在医生的安慰和鼓励下，张姐对疾病的认识越来越深入，也对手术和术后康复更有信心。可是，张姐还是无法安睡，入睡前脑子想东想西，担心自己睡不着，半夜醒了也再无法入睡。长期得不到优质的睡眠，张姐整天昏昏沉沉，实在无法忍受，来到医院就诊。经过医生的诊断，张姐这才知道自己患了"失眠症"。

失眠症有哪些表现

失眠在临床极为常见，被认为可能是除疼痛以外最常见的临床症状，绝大多数人都有过失眠的经历，给受病痛困扰的患者又带来了精神上的痛苦。失眠症的主要表现在于对睡眠不满意的一种心理状态：疲劳或缺乏精力；注意力或记忆力下降；对社交、家庭、职业或学业等影响；情绪易烦躁或易激惹；日间思睡；行为问题（多动、冲动或攻击性）；驱动力、精力或动力缺乏；易犯错或易出事故；对睡眠质量感到忧虑等。

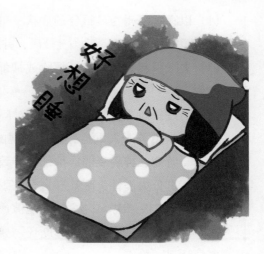

如何判断自己是否有失眠症

根据"我国精神疾病分类方案与诊断标准（第2版修订版)"，失眠症的诊断

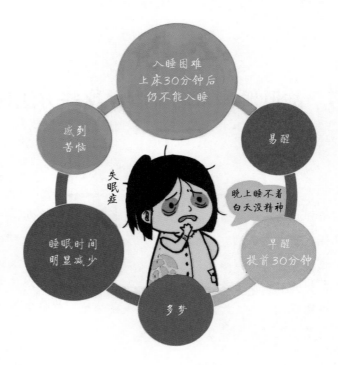

标准如下。

（1）以睡眠障碍为最重要的症状。

（2）睡眠障碍每周至少发生3次，并持续1个月以上。

（3）失眠引起显著的心情烦躁或抑郁，导致精神活动效率下降，妨碍日常生活和工作。

（4）不是任何一种躯体疾病或精神障碍症状的一部分。

所以失眠不等于失眠症，短期出现的（暂时性心理生理性失眠），或者由于腰椎疾病、肩痛、神经衰弱、抑郁等导致的失眠都不能称之为失眠症。

失眠症可分为慢性失眠症、短期失眠症及其他类型的失眠症。只有失眠症状≥3个月，且症状频次≥3次/周才能被诊断为慢性失眠症。

需要注意的是，失眠症的诊断还需要客观检查依据，经典方法包括睡眠脑电图或多导睡眠图检查。

帮助进入梦乡的方法有哪些

首先我们需要知道的是，失眠是可治疗、可预防的，失眠了并不可怕。失眠症的治疗目前主要为药物治疗，而除了药物治疗外，还有物理治疗、认知治疗、心理治疗等其他治疗。

（1）药物治疗：若夜间难以入眠、睡眠时间短或睡眠浅，次日对生活带来影响，那就要至医院就诊使用药物治疗。目前常用的助眠药分为巴比妥类、苯二氮䓬类和非苯二氮䓬类。根据失眠的表现形式和原因的不同，治疗的药物也是不同的。对于入睡困难者，可以选择起效快而作用时间短的药物；对于睡眠维持困难者，可选择作用时间较长的药物；对于睡眠浅、容易醒的患者，可使用中效的药物。褪黑素受体激动剂也是一种选择，它可以稳定睡眠-觉醒节律，缩短睡眠潜伏期。服用助眠药需遵循"必要时才服药，若入睡较好则不服"的原则。

助眠药的服用方法：①睡前5分钟服药。②上床后30分钟内不能入睡也可服用药物。③夜间醒来无法再次入睡，且距离起床时间>5小时，可及时服用短效药物。

（2）松弛疗法：仰卧床上，两目微合，全身肌肉放松，把注意力集中在双手和双脚上，用手和脚的沉重感来体验肌肉的松弛程度，越感觉沉重表明肌肉越松弛，同时进行缓慢、均匀、深长的呼吸。

（3）生物反馈治疗：采用专业的肌电生物反馈仪进行治疗，根据失眠者的反应调整治疗强度。该治疗可以松弛肌肉，降低交感神经张力，使大脑的兴奋与抑制调节功能得到改善，达到治疗失眠的目的。

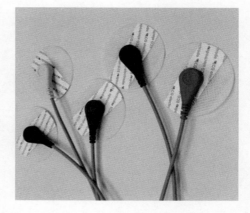

（4）重复经颅磁刺激：是一项新的神经电生理技术，它利用电磁感应原理，通过产生的脉冲电流，非侵入性地刺激脑干网状结构上行激活系统睡眠控制区。它是一种无创、无辐射、操作简单、安全性好的治疗方法。多项临床研究证明，重复经颅磁刺激对于失眠的疗效可靠。

（5）音乐疗法：在睡前进行音乐治疗，一般为20~30分钟，或者40~60分钟，音量不超过60分贝。如果你不容易入睡，应该选择以抒情、慢板为主的独奏曲；如果你睡眠浅，容易醒，可以选择没有明显节拍的抒情小曲。

服用助眠药的注意事项如下。

• 服用助眠药一定要遵循医嘱，要在医生的指导下服用药物，警惕药物成瘾。

• 服用起效快的药物，如唑吡坦，应在临睡前服用，服药后即躺下准备入眠。

• 服用助眠药后，半夜起床可能会出现行动缓慢和眩晕症状，因此动作要慢，防止跌倒。

• 不可随意改变助眠药的剂量。

• 助眠药要放在儿童不易拿取的地方，以免发生意外。

（袁　美　毕　霞　赵江霞　金　金　王　韵）

9 哪些健身操可以对付术后"大象腿"

　　杨女士是一位宫颈癌患者，术后身体恢复得良好，就在她对其后续治疗非常乐观的时候，突如其来的下肢水肿使其内心忐忑不安。她已经结束了20次放疗，近十多天下肢肿得厉害，左大腿比右大腿粗了近8厘米。之前休息后会有所好转，但现在脚面也肿，睡觉起床后还是很肿，皮肤也逐渐粗糙发硬。杨女士微信主治医生："抬腿不能缓解水肿，如何锻炼才能让大腿不肿呢？"

　　下肢淋巴水肿是妇科肿瘤术后的常见并发症。淋巴结是遍布我们身体的小豆形结构。它们的作用之一是将液体引流到身体的不同部位。如果无法排出液体，则身体组织开始肿胀。通常为了防止癌细胞扩散或避免清除不干净，妇科手术时会彻底切除淋巴结，可能会导致淋巴回流阻塞，引起下肢水肿。淋巴水肿可在患者手术后或数年后发展。与术后损伤、外伤及放疗等因素相关。

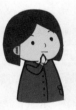

我做完女性妇科肿瘤术后下肢变成"大象腿"，到底该如何进行康复治疗？

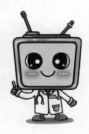

徒手淋巴引流
穿压力袜
早期康复锻炼

　　下肢淋巴水肿一旦出现，许多患者会发现，起初抬高双腿可能会有所帮助，但随着时间的流逝，不易消退，肿胀会越来越严重。如果早期没有得到恰当的治疗，晚期可形成象皮肿，持续肿胀。因此，下肢淋巴水肿一旦形成，应尽早进行专业的康复治疗。

传统的康复治疗方法有哪些

（1）徒手淋巴引流：是一种温和的按摩方式。它将液体从腿部转移到身体较容易吸收的位置。需在医生的指导下，根据哪些淋巴结已被切除，然后按一定的顺序居家进行。

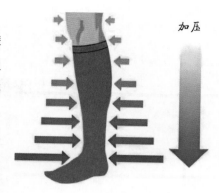

（2）穿压力袜：借助压力袜渐进式的压力由脚踝处渐次向上递减，收缩小腿肌肉，以预防静脉充血，帮助淋巴系统更好地转运液体，使血液回流至心脏，达到缓解水肿、塑造腿形的目的。有些患者选择穿它，以减少发生淋巴水肿的风险。一般建议穿轻便的压力袜，如果肿胀严重，可能需要更大的压缩力。重要的是要找到适合自己的压力袜。过紧的不合适的压力袜还可能会导致淋巴水肿。

简单易做的早期居家康复操

（1）交互抬腿运动：坐在椅子上，双脚平放在地板上。缓慢抬起一侧大腿，保证身体不会向前倾斜或向后倾斜。放低腿，让脚回到地板上。然后用另一条腿重复运动。每天重复10~15次。

（2）坐位踢腿运动：坐在椅子上，将脚平放在地板上。从地板抬起并伸直一侧腿。保持姿势5秒。然后用另一条腿重复运动。每天重复10~15次。

（3）脚踝划写字母运动：移动脚来拼写字母。每只脚至少写2个字母，并重复10~15次。

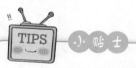

除了进行早期康复锻炼以外，日常的生活护理也特别重要。可每天使用乳液保持患肢皮肤湿润，患肢尽量避免过度活动。避免外伤或蚊虫叮咬，以免感染，同时避免高温日晒，以及在肿胀肢体使用冷、热敷。如果发现红、肿、热、痛、红疹及体温增高现象，应立即就诊。

（赵江霞　毕　霞　吴季春）

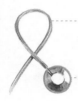

10 术后早期如何避免肠粘连

陈女士上个月刚刚做完子宫肌瘤手术。最近发现自己经常会有腹痛、腹胀，大便也不太正常，常常便秘。一开始陈女士没有把此事放在心上，觉得多喝热水、多休息、多动动就能好转，但是症状越来越严重。近日因腹痛难忍、反复呕吐而急诊送医院治疗，经诊断是术后肠粘连，经历了二次手术。

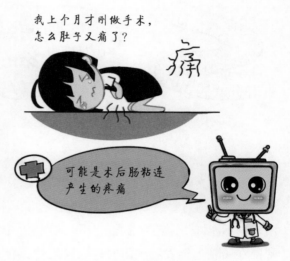

我上个月才刚做手术，怎么肚子又痛了？

痛

可能是术后肠粘连产生的疼痛

什么是术后肠粘连

据统计，60%~90%的妇科盆、腹腔手术后会发生不同程度的肠粘连，可发生于任何年龄。原因是手术会损伤腹膜，特别是切口部位，触发了身体的炎症反应，在组织修复过程中就会发生粘连。

肠粘连后患者腹部常有隐痛或腹胀，且多在吃东西后发生（吃的东西较多，或者吃了一些不容易消化的食物，可导致肠蠕动增加，从而腹痛加重），粘连处腹部有轻压痛。病人常常营养状况较差。如果不经过早期治疗，长此以往可能导致不孕不育、慢性腹痛/盆腔痛、肠梗阻等多种并发症，还可增加再次手术的概率。据统计，有术后肠粘连的病人约有35%需要再次住院进行第二次手术。

因此，妇科手术后病人出现了上述肠粘连症状应尽早去医院就诊，通过胃肠造影、超声波检查，以及手术探查确定。其中手术探查能够直观确定粘连部位和粘连程度，是诊断术后粘连的金标准。肠粘连的严重程度分级见表。

等级	表现
轻度粘连	子宫与腹膜及腹壁轻微粘连，或子宫仅与部分网膜粘连，通过手术即可轻易分离
中度粘连	子宫与腹壁、腹膜广泛粘连，或子宫大范围粘连于网膜，可通过手术分离，但有一定难度
重度粘连	子宫与腹壁、腹膜完全粘连，或子宫大范围与网膜、直肠及膀胱等组织器官粘连，手术分离难度极大

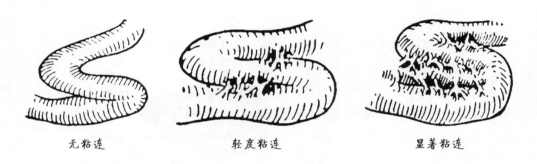

无粘连   轻度粘连   显著粘连

如何判断是否合并肠梗阻

肠梗阻是肠粘连最严重的并发症，顾名思义，指肠道不通畅，肠道里面的东西不能顺利通过。所以，发生肠梗阻之后，你会发现除了肚子痛以外，屁也放不出来，不能排便，还有腹胀、呕吐的现象。仅仅因为肠粘连住院的病人很少，通常都在肠粘连继发肠梗阻时才入院治疗。合并肠梗阻的肠粘连又称为术后粘连性肠梗阻，可在术后任何时间发生，多数在2~3年内，早期也可发生在术后两周内。可通过腹部透视、X线平片及抽血化验确诊。

如何预防和治疗肠粘连

(1) 手术前预防

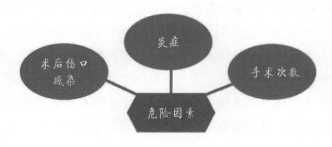

1）减少腹部手术次数。手术次数越多，肠粘连发生率越高。因此，女性建议选择顺产，尽量减少剖宫产。

2）如果术前有感染症状，要联系医生积极控制炎症。

3）使用抗粘连药物，如在子宫切口局部应用医用几丁糖。

4）规律三餐饮食，避免暴饮暴食，减轻肠胃负担。注意饮食卫生，防止胃肠炎症和肠胃异常蠕动。餐后不宜做剧烈的体力活动，尤其是突然改变体位的活动。

5）增加有氧训练，如步行、上下楼梯。这些运动可以使腹膜和肠胃有良好的血液供应，使肠胃蠕动更好，术后可以加快伤口修复，减少炎症的发生。

（2）术后功能锻炼

1）术后早期翻身活动，经常改变体位：在术后早期不增加疼痛和体力允许的情况下，可以变换多种体位，如左右侧卧、平躺、半坐卧位等。

2）尽早下床活动：下床活动可以有效改善血液循环，促进伤口恢复，减少血栓形成；还可以增加胃肠蠕动，促进肠胃健康。

一般情况下，术后24小时拔了尿管，你就可以下床活动了。随着身体的逐渐恢复，下床的次数、范围、时间逐渐增加。开始在床边进行简单的步行活动，之后可在病房内走动，然后可以去走廊漫步。出院后还可到户外活动，并积极参与家庭生活，做一些简单的家务，如扫地、叠衣服等。随后慢慢增加活动的难度，回归正常生活。

3）床上功能锻炼：在术后早期不方便下床时，可在床上做一些简单的功能锻炼，如屈腿、抬臀及坐位躯干运动。注意避免腹部用力的动作。每次3~5分钟，每天4~5次。

（3）手术后理疗

1）微波：微波是一种频率为300~300 000兆赫兹的电磁波，作用于人体组织可产生微波热效应，增强血液循环，加

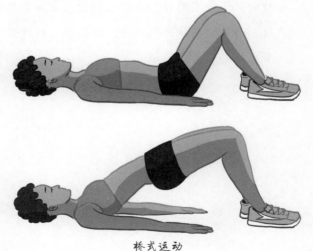

桥式运动

快新陈代谢，可达到消炎止痛、减少组织粘连、促进伤口愈合的作用。

2）超声波：超声波是指频率在20千赫兹以上，超出我们人耳听觉范围的机械振动波，可以增加血液循环、提高痛阈，从而起到消炎镇痛、缓解组织粘连的作用。

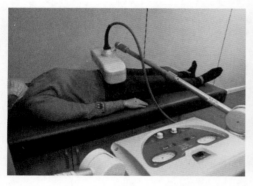

微波

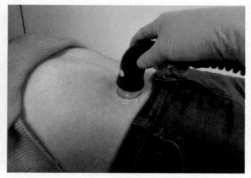

超声波

TIPS 小贴士

　　手术治疗的并发症之一是造成肠粘连，因此，尽量要避免不必要的手术，如没有手术指征的剖宫产。但是，如果病情需要，也不能因为非得选择保守治疗而耽误手术时机。粘连性肠梗阻多为单纯性梗阻，如果出现了肠绞窄的表现，一定要前往医院就诊，听取医生的建议手术治疗，免得造成肠缺血坏死而后悔莫及。

（袁　美　毕　霞　赵江霞）

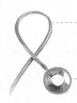

11 术后如何不再为"疤"而烦恼

今年27岁的秦女士向来是一位美丽开朗的姑娘，无论何时何地，她都会将自己最精致美丽的一面展现给大家，这无不彰显秦女士的自信大方。可是最近一段时间，同事们发现秦女士开始变得闷闷不乐，也不穿裙子了，整日无精打采，再也没有往常的热情。同事们对此很担忧，在一番追问下，秦女士才道出原因，原来秦女士近日被小区的小狗咬伤，担心小腿留下伤疤，再也不能穿着裙子楚楚动人了。

"伤疤"是如何形成的

女性腹部手术切口会留下一道长长的疤，即使有了腹腔镜技术，在腹部打孔，伤口较小，也会留下小小的疤。疤是怎么形成的呢？疤，也就是医学上称为的瘢痕组织。通常正常伤口愈合分为止血期、炎症期、增生活动期和成熟退化期。我们的瘢痕一般从增生活动期开始形成。瘢痕组织的主要成分是纤维蛋白。瘢痕组织胶原纤维的产生和沉积增加了伤口的愈合强度，从一般意义上来说是对人体起保护作用的。但是，如果皮肤修复过程中纤维组织过度增生，就会形成坚硬无弹性、不断增厚的瘢痕组织。

通常人们认为"疤"一旦出现，似乎很难恢复，因此很多人无动于衷，不治疗或随意涂抹点除疤膏而错过了最佳的治疗时间。事实上瘢痕产生以后，只要及时就医，遵循医生针对瘢痕类型提供的诊疗方案，积极配合，年轻女性还是可以秀出你的"小蛮腰"的。

除疤小妙招有哪些

（1）超声波疗法：利用超声的机械作用、空化作用、温热作用治疗疾病。研

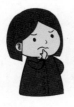

如何让术后女性自信秀出小蛮腰呢?

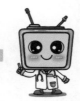

超声波疗法
激光治疗
手法治疗

究表明,超声波（1.2~1.5瓦/厘米^2,5~10分钟/次）在消除、软化瘢痕,改善皮肤外观,塑形等方面越来越显示出其优越性。

（2）**激光治疗**:良好控制的不同波长的激光可以对瘢痕组织进行表皮重建、胶原组织再生及重塑,还可以改善瘢痕颜色,使瘢痕组织在外观及功能形态上最大化地恢复到接近正常组织,使得瘢痕颜色变浅、消失。

（3）**手法治疗**:治疗师用双手将整个结痂线朝皮肤外提拉,直到感受到紧绷时僵持住,等候松弛感发生,然后回复,再行牵拉,但力度逐渐增强。重复操作直到感受到终末感或无法进一步牵拉为止。

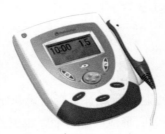

超声波治疗仪

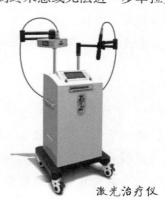

激光治疗仪

TIPS　小贴士

预防"疤"产生的方法如下。

• 受伤或手术后要注意创口护理,防止创口发炎,伤口不要随意沾水,更不要让伤口接触脏东西。

• 避免过度包扎,用医用包扎带,保持透气性。

• 注意饮食,少吃含人工色素的调料。因为人工色素会在伤口处沉淀,最终导致瘢痕颜色很深,如工业化生产的酱油、调配果汁和饮料等。

（毕　霞　赵江霞　吴季春）

12 术后早期腰背酸痛为哪般，如何预防

黄女士上周刚做完手术，术后卧床静养期间，腰背愈发酸痛。黄女士一方面想起床活动身体，另一方面又担心手术伤口会崩裂，为此黄女士和她的家人束手无策，不知如何是好。万般无奈之下只能来到医院向医生求助。在医生的专业指导下，进行了科学的术后康复锻炼，大大缓解了黄女士的症状。

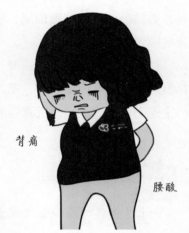

背痛

腰酸

近年来，妇科手术常以微创手术为主，术中人体长时间维持一种被动姿势，造成身体某些肌群疲劳，术后常会出现短期局限性的腰肌酸痛，也会由于损伤而发生酸胀疼痛不适。如何有效缓解妇科肿瘤术后被动体位引起的不适和所致的并发症值得引起重视。

术后早期为什么会出现腰肌酸痛

妇科肿瘤手术患者在深度麻醉、机体完全松弛的情况下经历手术，长时间保持一种体位，可能造成身体受压面、受压支点血供障碍。术后患者身体衰弱无力，腹部有各种引流管，活动受到限制，又因疼痛而肌紧张，身体常处于一种被动卧床体位，不能随意翻身和自主改变体位。维持同种体位姿势时间久了，无疑会使身体局部长时间受压，腰背部肌力减弱，致使局部损伤区域的微血管内产生一些致痛物质，而产生疲劳性损伤。

早期如何进行康复预防

研究发现术后体位管理能够非常有效地预防早期腰肌酸痛，也就是说，只要在身体条件允许、术后伤口尚可的情况下进行适当的体位改变及康复锻炼可以帮助你避免腰背部疼痛。比较有效和实用的方法如下。

（1）术后早期半卧位：早期半卧位能使术后最初6小时内较多的手术创面渗出液得到充分引流，同时半卧位能使腰肌放松，减轻疼痛，改善患者舒适度。对于极度虚弱且不能适应半卧位的患者，则可以将薄软枕垫于腰部。

（2）早期床上活动：在手术创口得到保护的情况下，可在床上进行适量的运动，如仰卧位腹式呼吸训练、桥式训练，可以有效激活腰背部核心肌群，预防和缓解腰背部疼痛。

（3）早期离床活动：在身体恢复和医生允许的情况下，术后均应尽早下床，可沿床边或在室内走一走，循序渐进地增加活动量、活动范围及活动时间。对于严重感染、大出血、极度衰弱的病人则不宜过早离床。

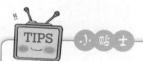

很多身体疼痛和心理因素有很大关系，医生和家人给予患者心理上的安慰，使其身心放松，对于缓解身体疼痛很有帮助。

（毕　霞　赵江霞　吴季春）

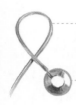

13 术后如何快速恢复日常生活能力

今年50岁的王阿姨，上个月刚刚做完宫颈癌切除术。没生病之前，作为整个大家庭的"大管家"，平时忙里忙外，操持家务活。可这次做完手术，王阿姨总感觉不如往常那么有精气神儿，一活动就喘气，心里嘀咕着自己什么时候能够恢复之前的生活状态？

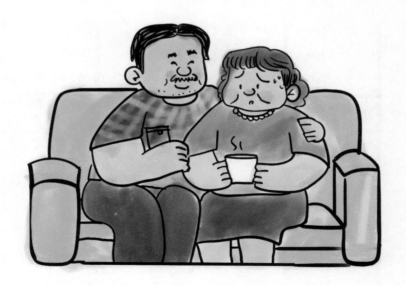

术后为什么总觉得累

"病来如山倒，病走如抽丝。"首先，疾病的恢复需要一个漫长的过程，在人体心肺耐力没有完全恢复到病前状态时，任何不恰当的活动都可能对身体造成负担，使人容易感动疲劳。心肺耐力与大肌肉参与较大强度长时间的活动有关，在某一体力活动水平运动时的费力程度与呼吸、心血管、骨骼肌的生理及功能状态有关。所以，心肺耐力决定生活质量，较高水平的心肺耐力是身体从事体力劳动的保证。

如何自我测试心肺耐力

自我评估心肺耐力非常重要，临床上有很多测试心肺耐力的方法，如12分钟跑又称为Cooper试验，测试12分钟内跑或走的最长距离，用来预估最大摄氧量。该测试所需要的器材比较简单，只要一个计时器和跑道。最大摄氧量可以通过公式测得：VO_{2max}＝（22.351×千米数）－11.288。这个方法比较简单，排除一些禁忌证（严重心肺疾病）的人群都可以自己在户外自测。

Cooper 试验

年龄	男/女	极佳	佳	一般	差	极差
13~14	男	>2 700 米	2 400~2 700 米	2 200~2 399 米	2 100~2 199 米	<2 100 米
	女	>2 000 米	1 900~2 000 米	1 600~1 899 米	1 500~1 599 米	<1 500 米
15~16	男	>2 800 米	2 500~2 800 米	2 300~2 499 米	2 200~2 299 米	<2 200 米
	女	>2 100 米	2 000~2 100 米	1 700~1 999 米	1 600~1 699 米	<1 600 米
17~19	男	>3 000 米	2 700~3 000 米	2 500~2 699 米	2 300~2 499 米	<2 300 米
	女	>2 300 米	2 100~2 300 米	1 800~2 099 米	1 700~1 799 米	<1 700 米
20~29	男	>2 800 米	2 400~2 800 米	2 200~2 399 米	1 600~2 199 米	<1 600 米
	女	>2 700 米	2 200~2 700 米	1 800~2 199 米	1 500~1 799 米	<1 500 米
30~39	男	>2 700 米	2 300~2 700 米	1 900~2 299 米	1 500~1 899 米	<1 500 米
	女	>2 500 米	2 000~2 500 米	1 700~1 999 米	1 400~1 699 米	<1 400 米
40~49	男	>2 500 米	2 100~2 500 米	1 700~2 099 米	1 400~1 699 米	<1 400 米
	女	>2 300 米	1 900~2 300 米	1 500~1 899 米	1 200~1 499 米	<1 200 米
50+	男	>2 400 米	2 000~2 400 米	1 600~1 999 米	1 300~1 599 米	<1 300 米
	女	>2 200 米	1 700~2 200 米	1 400~1 699 米	1 100~1 399 米	<1 100 米

术后应该如何恢复体能

（1）心肺功能训练：可选择健步走、爬楼梯、慢跑、游泳、爬山等有氧运

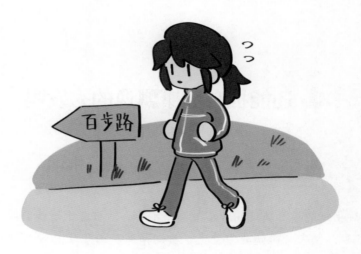

动，每周运动3~4次，每次30分钟。运动期间可做适当休息，当刚出现轻微喘气的感觉时可停止活动。每天可以进行2~3次锻炼，训练等级循序渐进，如爬楼梯从2~3层到4~5层，逐渐提升心肺功能。

（2）合理膳食，饮食丰富多样：合理的饮食结构是良好的营养来源，身体康复和体能的恢复离不开蛋白质、维生素、矿物质、碳水化合物等营养物质，所以一定要保证身体恢复过程中充足的营养。

（3）适当充足的休息：适当休息是术后恢复体能最有效的方法之一，每天至少保证7~8小时充足睡眠。充足休息能促进身体各组织器官的生长发育和身体自我修复。如果休息不好免疫系统的功能就会降低，抵抗病菌的细胞也会减少。

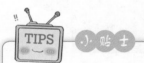

盆腔淋巴结清扫术后及盆腔放疗后患者应尽可能早期进行下肢运动，以防发生淋巴水肿。运动初期不宜太累，逐步增加运动时间和运动量。术后康复性锻炼的方式可根据病情和具体条件选择，轻者可到室外活动，重者以室内活动为宜。

（毕　霞　赵江霞　吴季春）

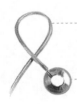# 14 还能拥有健康飘逸的秀发吗

5床术后化疗的李阿姨这几天总是闷闷不乐。通过与李阿姨的倾心交谈，小王护士了解到，原来李阿姨非常爱美，看到同病房的化疗患者都顶着一个个光头，她非常难过。"不久的将来，我的一头秀发也将离我而去，我怎么出门，我怎么见人，我再也不是以前美丽的我了。"

青丝渐凋零，卧床徒伤悲

爱美之心人皆有之，化疗造成的脱发，是大部分肿瘤患者都有的困扰，尤其是女性患者。

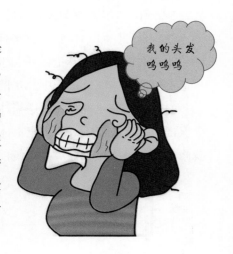

刚开始，你可能会在早上起床时发现枕头上留下几缕发丝，但慢慢地随着化疗次数的增加，掉落的头发越来越多，地上、床上、衣服上随处可见，满头青丝渐渐稀疏。面对这种情况绝大多数患者选择剃光头发，看似洒脱，实属无奈之举。内心痛苦寸肠断，满头秀发何时有。

抚平心伤痛，旧貌换新颜

和李阿姨一样，很多患者因为脱发导致外貌的改变而自卑，变得不愿多出门、不再和曾经的朋友联系。就算出了门，她们也害怕别人用异样的眼光看待自己。

其实，化疗后的脱发是暂时的，在化疗结束后我们的头发还会慢慢长出，美丽秀发不久就会重现。有部分患者新长出的头发会带自然卷，还有的原本脱落的

白发再生长后变成了黑发。

当然，脱发期间为了避免尴尬，为了尽早跨越自己心里的那道坎，我们可以选择假发、头巾、帽子来改变自己，经常变化不同的款式，塑造不同的造型，你依旧可以是当初那个自信靓丽的自己。

缺少头发护，呵护不疏忽

脱发期间，头皮没了头发的保护，裸露的头皮也需要悉心的照护。

（1）洗头：没了头发我们还需要洗头吗？当然需要。洗头可以洗去头皮上的油脂和死皮细胞，这样才可以在化疗结束后为我们新生的头发提供良好的"土壤"。同时，要选择酸碱适中、更为温和的洗发产品；洗澡时可以按摩头皮一两分钟；平时多梳头，促进头皮血液循环，有助于头发重新生长。

（2）保湿：头皮和身上其他皮肤一样，如果头皮干燥容易出现瘙痒、蜕皮等不适，如果有破损也会引起感染。所以，要尽量使头皮保持湿润状态，确保头皮的完整性。

（3）防晒：少了头发的保护，我们的头皮更容易晒伤，所以外出时要佩戴帽子、打伞来做好物理防晒。

（4）保暖：在寒冷的室外、空调房里及睡觉时，要做好头部保暖措施，避免寒气入侵而着凉。

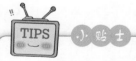

生活中常见的生发食物比较多，有黑芝麻、黑米、大豆、鱼虾、菠菜、玉米、核桃和红枣等，通常坚持食用一段时间，就会有较好的生发效果。

（于佳雯）

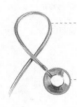

15 得了妇科肿瘤还能两情交欢吗

25岁的罗女士成功地接受了癌症手术，术后康复得很好。罗女士和丈夫便商量着要一个孩子。可每当同房的时候，罗女士便觉得疼痛。久而久之，罗女士谈"情"色变。但是罗女士还很年轻，想要一个孩子，这成了罗女士一家的苦恼事。无奈之下，只能放下心中的羞涩，来到医院求助医生。

性与肿瘤，本来是互不相干的两个话题，但对于妇科肿瘤患者及其伴侣而言就成为一直困扰着她们的新话题。因为肿瘤的治疗可能涉及性相关器官的手术，术后降低了性生活的愉悦体验，或者因为治疗导致了性功能障碍，手术治疗还可能改变生育方式。

肿瘤带来的心理改变是让病人变得自卑，在性生活中不能更好地投入，影响到了性生活的质量。另外，疾病和手术对患者伴侣也会产生很大的影响，有的因为惧怕癌症会传染或担心性生活会影响患者的治疗而拒绝性生活，有的会因为不能体谅病人的心理变化而变得愤怒或冷漠，夫妻俩缺少正面理性的沟通而无法像往常一样两情相悦。

妇科肿瘤给患者会带来哪些身体影响

（1）疲劳：癌性疲劳是一种最常见的、令人难受且持续存在的症状，癌性疲乏的病人虚弱、精疲力尽、身体沉重、缺乏活力。最重要的是，这种疲乏无法用药物控制，无法用休息缓解，只能花时间慢慢调整。

（2）手脚麻痹：多于夜间发作，十分影响睡眠，造成起床后双手麻痹、僵硬，在受寒或劳累后这种麻痹会加重。

（3）便秘：轻的便秘会引起食欲减退、腹胀腹痛，重的便秘需要手法辅助排便，如果进展了还会造成肠梗阻或中毒性巨结肠。

（4）生理功能障碍：尤其是宫颈癌病人，可能会因为病患或治疗导致性功能障碍。

（5）疼痛：癌症本身及治疗所带来的疼痛会大大削弱病人对性生活的渴望。

以上这些症状都从不同方面影响性生活质量。

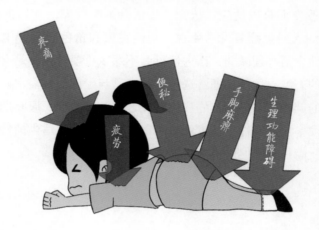

肿瘤会不会通过性生活传染

曾经有病人因患了宫颈癌，就将自己与全家隔离，怕癌症会传染给家人，更不用说性生活了。可见大众对癌症的认识还有很多误区。事实上肿瘤不是传染病，体表的接触绝无传染性，传染的是病毒，而不是肿瘤本身。

肿瘤是不会遗传的，但是肿瘤有家族聚集性，可以说是遗传易感性，即有亲属患肿瘤，子女及其后代易患肿瘤的概率比其他人要高，这只能说明其是遗传易感性，但不能说肿瘤是遗传病。每个人身体里都有原癌基因、抑癌基因，家人共同发生肿瘤只不过是相同的生活方式、相同的刺激因素造成了同样的肿瘤。因此，发生癌变的细胞都是体细胞，不会通过接吻、性交这类亲密的接触传染给对方。一般而言，不是每个癌症都能直接遗传给下一代的。

子宫切除后还能性生活吗

有些患者认为子宫切除等于"阉割"，这完全是没道理的。子宫是胚胎着床、发育及成长的"摇篮"，重要的功能是生育，对性欲、性唤起及性交没多大意义。子宫切除，月经停止，但月经的有无与性功能、性行为也无直接关联。但由于卵巢的血液供应一部分来自子宫，切除后可影响卵巢的血液供应，可能导致卵巢提前1~2年衰老，提前出现更年期症状。

正视癌症，积极面对生活

还有大部分病人现实中都无法接受自己患有癌症的事实，对随之而来的治疗导致生理上的改变而难以适应，认为性生活会影响肿瘤治疗后的康复和导致肿瘤复发。还有病人对癌症复发、死亡、功能丧失和角色履行产生恐惧、悲伤心理，使患者对性生活兴趣减弱，认为性行为不那么重要。尤其是女性，对性问题往往采取回避的态度，这使其通常选择忽视自己与配偶的性需求。其实不然，据世界防癌中心的调查结果显示，癌症患者经过抗肿瘤治疗，康复期间有性生活的病人，癌症复发率比没有性生活者低。所以，癌症病人有适当的性生活非但不会"雪上加霜"，反而是利于促进疾病康复，是一剂"良药"。

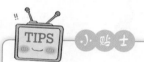

治疗期间，患者因手术或者放射和化学治疗身体比较虚脱，情绪不够稳定，一般不宜进行性生活。但肿瘤全程治疗结束后36个月，病情逐渐稳定，通过锻炼，心肺功能逐渐好转，体力也逐渐恢复，对身体的康复越来越充满信心，此时就可以开始和谐、适度的性生活了。

（刘　伟）

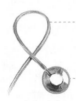

16 化疗时如何调节饮食

李女士得了卵巢癌，手术后要进行6次化疗。前3次化疗时，李女士除了感到疲劳外，无任何不适，但进行到第4次时出现了精神萎靡、情绪低落、身体无力、不思饮食。丈夫张先生看到爱人这种状态，忧心忡忡。老话说："人是铁，饭是钢。"好好吃东西，身体才能强壮，才能应对化疗啊！为此，张先生向李女士的主治医生求助："化疗期间吃什么可以恢复体力？""灵芝孢子粉、蜂胶等各种保健品可以吃吗？"……

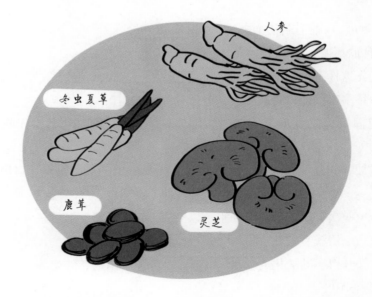

人参

冬虫夏草

鹿茸

灵芝

化疗期间的饮食原则

化疗期间最重要的是好好吃饭，均衡膳食，维持正常体重和免疫力，从而积极配合抗癌治疗。建议从一日三餐中获取必需营养素，不要吃任何营养品。

喝各种肉汤最补吗

肉汤中只含有少量的游离氨基酸、脂肪和嘌呤，营养价值不高，能量和营养素不足。肉才是蛋白质的良好来源，肉才是最补的，喝汤记得要吃汤里的“料”。喜欢喝汤的话，要在能量和营养均衡的前提下才能过把瘾。

补充蛋白质，可以喝蛋白粉吗

只有能量充足摄入，补充的蛋白质才能充分发挥作用。宜选择富含全乳清蛋白的蛋白质粉。

正确的方法是：充足能量摄入+蛋白质补充。如果患者难以摄入充足的能量，可以选择营养制剂口服补充能量。

化疗常见症状的饮食宜忌

（1）食欲不振

1）优先选择喜爱的食物。

2）少量多餐，随时备有餐食，方便补充营养。

3）把握每天感觉最舒适的时段多吃一些（一般在早餐），先吃高蛋白质食物。

4）增加餐间高能量、高蛋白质小零食，如酸奶、蛋、坚果、口服营养补充剂等。

5）避免一次喝下大量的汤和水，以免胃部饱胀而影响食欲。

6）食物应清淡、细软、易消化，避免粗硬、油腻食物。

7）选择开胃、助消化的食物：山楂、小米粥、山药、酸奶等。

（2）恶心呕吐

1）少量多餐并放慢进食速度，避免空腹太久。吃正餐时勿喝大量液体，以免饱胀感造成恶心。

2）不要同时摄取冷、热食物，容易呕吐。

3）避免太甜、太油腻或气味太强烈的食物，薄荷糖、姜汁、姜糖等可减轻症状。

4）远离油烟味或异味重的地方。

（3）腹泻

1）避免摄取太油腻和太甜的食物，避免食用牛奶及乳制品。

2）避免吃含有山梨醇的糖果、饼干及相关制品。

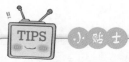

合理饮食，保持良好情绪，适当运动，是化疗术后病人战胜癌症的"三大法宝"。

（王 鹰 柳 洲 赵江霞）

17 肿瘤术后易复发，我们该做些什么

上文中的李女士在医生的指导下，顺利地完成了6次化疗。出院前，拉着主治医生的手说："医生我现在是不是高枕无忧了？出院后我还要注意什么？"医生语重心长地对她说道："出院后还是要非常当心的，要按时随访。"李女士和老伴张先生追问道："那么出院后我们应该做些什么呢？"

70%~80%的卵巢癌病人3年内易复发，所以对于卵巢癌患者的术后随访和管理对病人来说尤为重要。

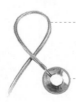

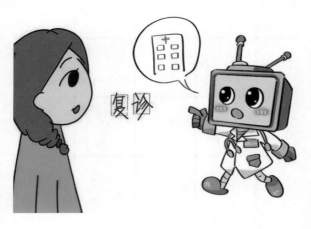

术后多久复查一次

术后1年内：第1、3、6、12个月复查1次。

术后2~5年：每3~6月1次。

术后5年以后：每年复查1次。

复查项目有哪些

术后随访的复查项目主要是体检及妇科检查、血常规、肿瘤标志物、CT或MRI等。

术后要注意哪些异常现象

（1）腿肿。

（2）异常子宫出血。

（3）不明原因消瘦。

（4）阴道排液。

（5）尿频。

（6）恶心呕吐、胃纳差、消化不良。

（7）腹痛、腹胀。

复发后医生会做什么

（1）生化复发：单纯肿瘤指标升高，可以化疗。

（2）铂敏感复发：铂类药物治疗初始结束后大于6~12个月，可以继续化疗。

（3）铂耐药复发：铂类药物治疗初始结束后小于6个月，也可以继续化疗，补充基因检测。

复发后需要再次手术吗

（1）铂敏感复发：评估手术机会，争取再次减瘤手术＋术后化疗。

（2）铂耐药复发：一般不再次手术，通常选择化疗。

复发后的维持治疗

可以使用一些药物推迟部分患者的复发及再复发时间，如PARP抑制剂维持治疗，常用药物有奥拉帕利等。

科学有效的术后管理，积极乐观的生活态度，健康向上的体育锻炼，全面均衡的营养支持治疗，让你不再惧怕复发。

（王　鹰　柳　洲　赵江霞）

心理问题层出不穷，不容小觑

　　肿瘤是威胁女性健康的重要疾病，在对女性肿瘤病人及其家属的问卷调查中发现，女性肿瘤病人普遍存在焦虑、抑郁、恐惧、失眠等心理问题，严重影响她们的生存质量和治疗效果。在与癌症抗争的过程中，女性朋友们如何做好心理建设，提高自己对焦虑、恐惧和抑郁等心理问题的识别能力，掌握一些基本的心理问题的干预方法和应对措施，对于罹患肿瘤的女性来说是至关重要的。

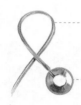

1 睡眠差，不想吃助眠药，怎么办

　　自从李女士从医院化疗结束回家以后，就再也没有睡过一个好觉。每当李女士躺在床上，脑子里就开始胡思乱想，担心自己的手术，甚至脑补了自己手术失败后的场景。家人劝其吃点助眠药，可她担心吃药对自己的身体有危害。长此以往，每天低质量的睡眠导致李女士日渐精神憔悴。

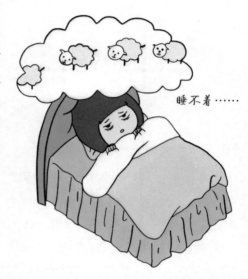

睡不着……

　　有些女性在查出自己得了妇科肿瘤或进行了肿瘤手术后就开始焦虑、多疑，出现睡眠问题，比如：入睡困难、夜间容易醒、早醒、睡眠浅、夜间梦多等。被睡眠问题困扰的你，如果不想服用药物，可以试试以下办法。

认知－行为干预
　　认知－行为干预是除了药物治疗外最有效、最长效的方法。治疗的目的是通过改变失眠者影响睡眠的不良习惯，帮助失眠者获得令人满意的睡眠。认知－行为干预主要包括以下几个方式。
　　（1）刺激控制疗法：用行为学原理帮助失眠者阻断卧床与失眠之间形成的不良条件反射，重建卧床与睡眠之间的良性条件反射，从而恢复正常的睡眠模式，摆脱失眠困扰。
　　1）只有在有睡意时才上床。

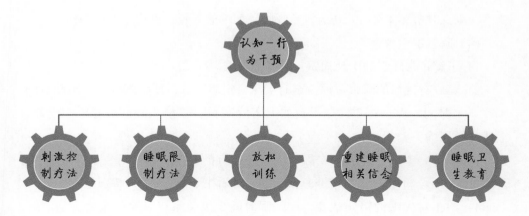

2）上床后不做睡眠以外的事情。

3）卧床20分钟仍不能入睡，可起床去另一间房做些单调的事，有睡意时再回卧室。

4）仍不能入睡或夜间醒来10分钟后不能入睡，可重复3）。

5）无论一夜睡多长时间，每天早晨都用闹钟定时起床。

6）日间不午睡或小睡。

（2）睡眠限制疗法：通过采取各种措施，有意识地帮助失眠者减少卧床时间（但应注意卧床时间不应减少至5小时以下），促使其对睡眠的渴望程度上升，实现对失眠者睡眠效率的提高。

1）改变错误的认知，如失眠者常认为自己睡眠不佳应延长床上时间，以增加有效睡眠时间。应鼓励其适当减少停留于床上的时间。

2）结合自身情况，每日早晨安排适宜的运动和活动。中午安排30分钟午休，下午按照既往的兴趣爱好可进行绘画、音乐、书法、舞蹈、打牌等活动。

3）晚上在感到有睡意时才允许自己上床睡觉，不宜上床后继续看电视、报纸和进食。

4）每日清晨按时起床，以维持正常生物钟的稳定状态。

（3）放松训练：晚上上床后应用放松技术，可以使自己处于一种身心放松的状态，有利于入睡。

方法：取平直仰卧位，上肢自然伸直，肘略展，下肢舒伸，自然分开，与肩同宽，脚尖自然外展，两眼向上平视片刻，再把眼光收回到中间，向鼻尖看，一直看到脐下小腹部，意守下腹，闭目、合齿、舌抵上腭、呼吸深长，以腹式呼吸为主，默念呼吸2~4次后，转为自然呼吸。如不能入睡，可重复上述动作。

（4）睡眠卫生教育

1）了解正常睡眠的生理知识，不害怕失眠。

2）养成有规律的睡眠习惯，定时上床，定时起床，使睡眠效率（睡眠时间/躺在床上时间）保持在75%以上，如上床后30分钟不能入睡，可起床，或者做上述放松训练。

3）保持卧室利于睡眠的安静环境，如适宜的光线、温度等，上床前1小时避免过量运动，不在床上从事非睡眠活动（如看书、看电视），特别是刷手机。

4）纠正对失眠的错误认知，如睡眠时间少没关系，只要起床后头脑清醒，就可以照常工作；不要过分关注睡眠时间的长短，重要的是睡眠质量。

5）正确认识失眠，把一生中出现的睡眠减少当成是个人成长中的一种经历。

6）向专业医生寻求助眠药服用的指导。

7）以森田疗法（其基本治疗原则就是"顺其自然"）的精神实质来对待失眠，忍受痛苦，顺其自然。

（5）重建睡眠相关信念：消极的睡眠认知会导致睡眠问题的发生，通过调整这些消极的信念也可以改善睡眠。

心理治疗

心理治疗能够帮助患者妥善处理生活和工作中的矛盾，理解睡眠是一种自然的生理过程，消除对失眠的焦虑和恐惧。

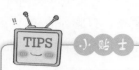

规范地使用助眠药不会对身体健康造成影响，更不会让本来的恶性肿瘤"雪上加霜"，反而良好的睡眠是可以促进身体康复的。所以，当许多招数使用无效的时候，还是吃一片助眠药吧。当然，我们需要在医生的指导下服用，避免助眠药对身体产生的其他影响。

（胡嫣然　王　韵）

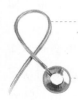

2 是否得了焦虑症，如何缓解焦虑情绪

谭女士被诊断出子宫肌瘤，医生便安排其半个月后手术。在家中等待的这段时间，谭女士愈发焦虑，情绪起伏，面对家人的关心和照顾，开始变得不耐烦，甚至对家人大发脾气，恶语相向。谭女士也察觉到自己的变化，觉得自己无法控制，怎么办呢？

在妇科肿瘤候诊室不管你是排队等待肿瘤筛查，还是等待检查结果，"等待"都会引起焦虑和担忧。此时的你心情可能无法平静，可能对亲人的关心感到不耐烦。这些情绪都是可以理解的，因为在面对威胁生命的疾病时，焦虑是一种正常的反应。

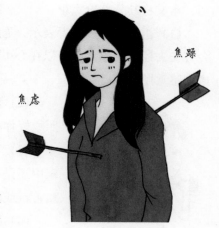

焦虑情绪是焦虑症吗

身患肿瘤都是一个重大的负性事件和应激事件，会影响患者生活的方方面面。焦虑是女性在得知其罹患肿瘤后的正常反应，其可能出现在肿瘤筛查测试、等待测试结果、接受肿瘤诊断、接受肿瘤治疗或预计肿瘤复发时。尽管每个人对患肿瘤的焦虑程度和出现的状况可能不一致，但是焦虑通常在两周内逐渐消失，若焦虑症状持续存在，则会发展为焦虑障碍，即焦虑症。

与肿瘤相关的焦虑情绪可能会增加疼痛感，干扰夜间睡眠，引起恶心和呕吐，甚至会影响患者（及其家人）的生活质量。对于一些患者来说，焦虑症状也是对妇科肿瘤治疗本身的反应。比如：干扰素可以导致焦虑和惊恐发作；短期应用类固醇激素可以引起情绪不稳和躁动不安；突然停用麻醉性镇痛剂、镇静催眠剂等会引起焦虑。放疗和化疗的不良反应，如恶心呕吐、疲乏等症状，常常会加重患者的焦虑情绪。

焦虑情绪是一种症状，是动态的，你可能会发现不同时间的焦虑感会有不同的变化。随着肿瘤扩散或治疗开展，你可能会变得更加焦虑。但是当肿瘤治疗完成后，你还会面临新的焦虑，比如，担心随后的随访检查和诊断测试，担心肿瘤复发。当你重返工作岗位并被问及肿瘤经历时，也可能使你感到焦虑。再者，由于身体形象的改变、性功能障碍、生殖问题或创伤后压力，也会使人感到焦虑。因此焦虑情绪会随着不同的事件反复出现，反复好转。

应对焦虑方法有哪些

其实此时你除了焦虑，还有更好的应对方式。Anderson癌症中心通过在社交网络上收集肿瘤患者缓解焦虑情绪的应对技巧，总结出了10种简单实用的小技巧，本文将其分享给大家。

（1）祈祷。很多患者表示，通过祷告可以得到安慰。因为你们在面对肿瘤时会有失去控制的感觉，所以在心里祈祷可以使你们有事可做，有寄托，从而使焦虑的感觉抛之脑后。

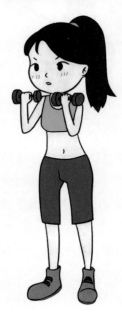

（2）对医护团队充满信心。坚信医生和护理团队会照顾好你的一切。

（3）听喜欢的音乐。无论在候诊室、在汽车中、在家中还是在工作中，音乐都可以帮助你分散肿瘤带来的痛苦，或者从中找到直接面对肿瘤的力量和决心。

（4）找点乐子。毕竟没有什么比笑声更能缓解紧张感了。

（5）做自己喜欢的事情。无论是购物、与朋友共度时光，还是在喜欢的餐厅就餐，做点自己喜欢的小事，都会使你减少对疾病的担心。

（6）锻炼。运动不仅可以帮助你强身健体，还可以促进情绪内啡肽的产生，有助于消除烦恼。为了确保选择的运动适合自己，在开始进行任何新的运动之前，一定要和医生沟通，确保该运动适合你。

（7）放松。你可以选择主动运动，如瑜伽或太极拳，或者被动运动，如按摩和针灸。已有研究证明所有这些均可帮助你放松身心，甚至有镇痛的作用。

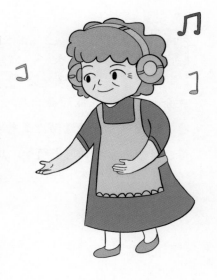

（8）正念。练习正念和冥想可以帮助你提升注意力，在困难时期保持冷静。通过冥想，可以学习放松、缓解压力并加深对身体、情绪和周围环境的觉察；有助于释放不良情绪，增强自我效能，减轻疾病带来的苦楚。

（9）保持乐观。专注于此次生病后的积极结果、积极的想法，学会积累积极的情绪。

（10）帮助另一位患者。在候诊室、在病房与一位志趣相投的病人成为朋友，也可以帮助你摆脱烦恼，而且还会为他人带来帮助。

如果焦虑情绪一直不好转，需要寻求心理医生的帮助。在明确焦虑症的诊断前，需要进一步评估以排除潜在的医学原因，如疾病症状、治疗不良反应、药物相互作用等，并且确定焦虑在功能上的受损程度。焦虑状态可以通过短暂干预来解决，而焦虑障碍则需要更持久的治疗方法。医生会给出合理的药物治疗方案，帮助你减轻症状，并会随症状减轻而减少药物用量。作为你的家人，应给予你有效的信息和足够的支持，帮助你制定应对策略。

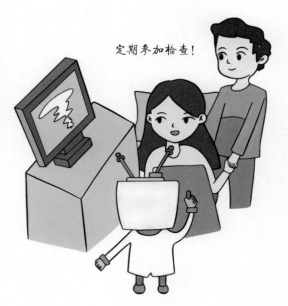

定期参加检查！

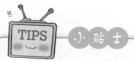

焦虑情绪主要表现为害怕，以及对噪音敏感、坐立不安、注意力下降和过分担心等。可能还会出现一些躯体症状，如口干吞咽困难、食道内异物感、过度排气、肠蠕动增多或减少、胸部压迫感、吸气困难、过度呼吸、心慌、尿频尿急和肌肉震颤等。焦虑情绪常常会导致睡眠障碍。

（胡嫣然　王　韵）

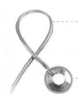

3 如何自我识别心理痛苦，怎么缓解

30岁的张女士被诊断患了宫颈癌，拿到癌症诊断书的那一刻，如同五雷轰顶，她认为自己年纪轻轻便要英年早逝，情绪直接崩溃了。剧烈的情绪变化造成了李女士内心的痛苦，导致李女士每天都生活在煎熬之中。

妇科肿瘤是指涉及女性生殖道的肿瘤。根据世界卫生组织的统计结果，宫颈癌、子宫癌和卵巢癌在女性中的发病率分别排名世界第三、第六和第八位。在中国，由于人口的增长和老龄化，妇科肿瘤的病例数正在增加。拿到癌症诊断书是一段令人倍感压力的经历，因为癌症意味着自己面临着巨大的生命威胁，以及需要接受一系列可能会产生各种副作用的治疗。这一诊断不仅对患者，而且对她们的家人也是一种巨大的打击，因为它可能会对他们的近期和长期心理健康产生重大影响。在这个过程中，患者随时可能面临心理痛苦的困扰，从而进一步影响患者的生活质量。对患者而言，学会对心理痛苦的早期自我识别，及时向医务人员寻求帮助是非常重要的。

什么是心理痛苦

心理痛苦是一种同时涉及精神、生理、社交等层面的不愉快体验，它能够影响你的感受、想法和行为。心理痛苦是一个连续变化的过程，从常见的、正常的情绪状态（如脆弱感、悲伤和恐惧），到可能导致缺陷的严重问题（如抑郁、焦虑、恐慌、社交隔离、存在精神危机等）。心理痛苦出现于几乎每个肿瘤患者的不同阶段，感受到悲伤、害怕和无助是非常正常的，也是可预期的。心理痛苦常表现为：注意力降低，抑郁、焦虑、恐慌、悲伤、害怕、担忧、无助、愤怒和感觉失控，对于疾病和治疗极度关心，担心支付账单和生计问题，怀疑人生的目的，

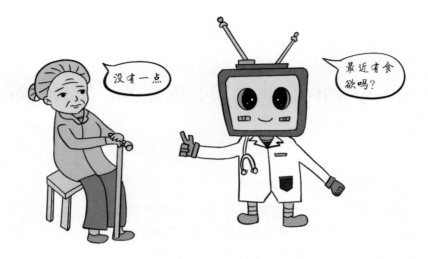

远离人群过多的地方，睡眠质量差，胃口不好，以及频繁地想到疾病和死亡。

心理痛苦的产生和自评

心理痛苦的产生往往有多种原因，而且是因人而异的。有的人因为治疗会产生严重不良反应而产生心理痛苦，也有的人因为患病产生了额外支出而产生心理痛苦……任何人都能产生心理痛苦，但在一些情况下，如当患者症状不可控、患有除癌症以外的其他严重疾病、有认知损伤时，或者当患者面临财务问题、家庭矛盾、缺乏社会支持时，患者更加可能陷入心理痛苦中。美国国立综合癌症网（NCCN）推荐

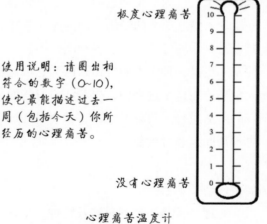

使用说明：请圈出相符合的数字（0~10），使它最能描述过去一周（包括今天）你所经历的心理痛苦。

心理痛苦温度计

图片来源：2018.V1版《NCCN癌症临床指南：心理痛苦的处理》解读

运用心理痛苦温度计（DT）来评估患者的心理痛苦。心理痛苦温度计是一个单条目的痛苦自评工具。该温度计可用于快速筛查评估患者过去一周的心理痛苦程度，0分表示没有痛苦，10分表示极度痛苦，得分≥4分提示存在中度到重度痛苦，需要进一步专科评估。

如何缓解自己的心理痛苦

（1）了解自己所患的疾病类型，并对自己的情况了如指掌。当你得知自己得癌症时，可能会感觉日常的生活被打乱了。多了解你的疾病及治疗方法有助于你更好地面对，能够帮助你和医生谈论哪种治疗更适合你。可以通过以下途径了解你的癌症类型及治疗方式。

1）询问你的医生或护士。

2）在看病时记笔记。

3）征询其他人的意见。

4）在网上查看你的癌症相关知识。

5）索取公共图书馆或医院供病人与家属使用的宣传资料。

（2）让别人分担你对癌症的感受。一个人很难独自对付癌症，尽管第一次与人谈论你的癌症时很难开口，但大多数人发现让别人分担你的想法和感受有助于对付癌症。此时，你可能不需要别人给你建议或让人告诉你怎么做，只是想有人倾听并努力理解你目前的生活状况，那么可以选择一个好的倾听者，你可能需要寻找家庭以外的人来倾诉。同时，你应该选择合适的时间，有时候人们会给你一些信号，想让你知道他们愿意和你一起谈论癌症，有时候你也可以询问别人的想法和感受。不要逃避一些负面的感受，可以与别人一起分担并努力去理解这些感受。不要假装快乐，你可能不想让身边的人知道你强烈的负面感受，但是假装快乐不仅对你表达真实的感受无益处，而且别人更难了解你真实的想法和感受。有时，向社区资源求助也是一种办法，社会工作者组成的支援小组可能能够提供更多的支援。

（3）认识到引发你负面情绪的主要诱因。针对压抑情绪产生的原因进行分析，有助于帮助你提高自我认识并带来更积极的改变。比如，理性的分析能够帮助你认清产生负面情绪恶性循环的原因，并及时从中脱身。一旦你明确意识到负面情绪的具体诱因，就能够阻止它进一步发展成可能影响你行为的更加恶劣的后果。此外，尽量避免小题大做或过早得出负面结论。有时，你会遇上无解的情况，这时接受现实是理智而必需的。

（4）主动联络一个你认识的也正在经历痛苦的人。一些癌症患者在与其他患者分享自己的故事和经历时能够找到某种安慰与力量，从而产生激励作用。有时，在获悉她人所遭受的焦虑和痛苦之后，你反而会对自己更加宽容，而对她人也会产生更大的同情心。不过，你可以考虑在情感和精神上做好准备之后，才与其他人进行联络。

（5）寻求专业帮助。在有需要时寻求帮助，并不是一件令人羞耻的事情。如果你感到不堪重负，并因此影响到工作、学习和家庭，甚至与伴侣之间的关系，请考虑向精神心理科医师寻求咨询与帮助。他们能够帮助你进行自我发掘，并协助你将自暴自弃的消极想法转变成珍视生命的积极想法。

心理痛苦相关因素调查表

另一个筛查心理痛苦的重要工具是心理痛苦相关因素调查表（PL），它由5个部分问题、40个条目构成，分别为情感问题（9个条目）、身体问题（20个条目）、实际问题（6个条目）、交往问题（4个条目）、信仰/宗教问题（1个条目）。此筛查工具直观、简便、操作简单，并且具有较好的信效度、反应度、诊断准确性及诊断价值。

心理痛苦相关因素调查表

实际问题	身体问题	信仰/宗教问题
—无时间精力照顾孩子老人	—外表/形体	—信仰/宗教问题
—无时间精力做家务	—洗澡/穿衣	
—经济问题	—呼吸	
—交通	—排尿改变	
—工作/学习	—便秘	
—周围环境	—腹泻	
	—进食	
交往问题	—疲乏	
—与老人孩子相处	—水肿	
—与伴侣相处	—发热	
—与亲友相处	—头晕	
—与医护人员相处	—消化不良	
	—口腔疼痛	
情感问题	—恶心	
—抑郁	—鼻子干燥/充血	
—恐惧	—疼痛	
—孤独	—性	
—紧张	—皮肤干燥	
—悲伤	—手/脚麻木	
—担忧	—身体活动受限	
—对日常生活丧失兴趣		
—睡眠问题		
—记忆力下降/注意力不集中		

（王　杨　王　韵）

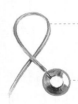

4 患病后的抑郁情绪是抑郁症吗

　　文文是一名上海高校的数学老师，人人夸她不但学历高、工作好，人还漂亮，可是自从得知自己身患子宫颈癌后，每天郁郁寡欢。原本一个充满自信开朗的女孩子变得整天愁眉苦脸，茶饭不思，身边的朋友都觉得她像变了一个人，为此非常担心，生怕她得了抑郁症。于是带她来到精神卫生中心就诊。

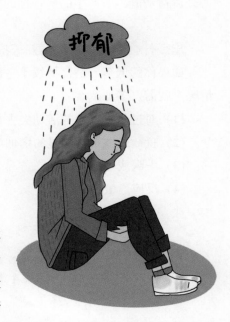

是抑郁情绪还是抑郁症

　　生活在当今这个快速发展的时代，尤其是一线城市的打工人，压力与日俱增、生活节奏加快、饮食不规律，癌症也悄悄地走近她们，而且越来越年轻化、普遍化。如此晴天霹雳的消息不仅是对文文身体的折磨，更大大降低了文文的生活质量。像文文这样的抑郁情绪，很明显是由于发生了重大的生活事件，这种抑郁情绪的发生与所经历的事件大小、事件严重程度及是否能够自我调节有关，也就是"正常的精神活动遵循个性稳定性、客观现实性、社会性及情绪活动的内在协调性原则"。所以，文文此时的抑郁情绪很可能是正常的情绪波动而不是病态的。

　　那么，如何区别正常的抑郁情绪和病理性抑郁（抑郁症）呢？

　　（1）严重程度的不同：正常生活中的抑郁情绪是基于一定的客观事物，事出有因，同时程度较轻，来得快，去得也快。病理性抑郁可能并没有一些外在的客观应激性事件，表现为莫名其妙地开心不起来，或者虽有负面的生活事件，但事件程度不足以真正解释病理性抑郁征象。病理性低落的情绪体验，往往伴有兴趣爱好的减退、容易自责内疚、对未来感到迷茫，甚至绝望、失眠。也会常常让身体出现各类不舒服的感受、注意力容易分散、记忆力下降等，最终影响了工作、学习和生活；严重时会产生明显的消极观念，甚至会出现自伤、自残行为。

（2）自我调节的能力和时限性不同。健康的心理状态对情绪体验具备自我调节的能力，通过自我调适，充分发挥自我心理防卫功能，能够恢复心理平稳。所以正常的情绪变化有一定时限性，通常是短期的。但是，抑郁症患者缺乏了这种心理调适功能，所产生的病理性的抑郁情绪，持续时间一般超过2周。

出现什么变化需要警惕抑郁症

如果你的低落心情已持续了一段时间，却找不出明显原因，还出现了以下的情况，就需要多加留意。

（1）对过往有兴趣的活动失去兴趣。

（2）食欲或体重有明显的增加或减少。

（3）失眠或嗜睡。

（4）反应过敏或迟缓。

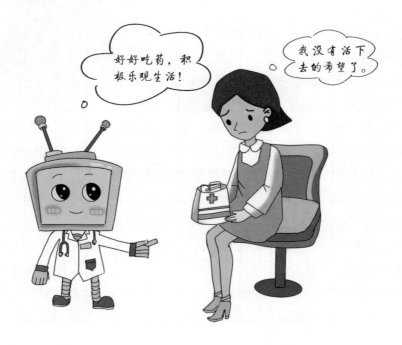

（5）经常感到疲累、没精打采。

（6）负面自我评价，感到人生无望和无意义，过分的罪恶感。

（7）注意力集中困难，思考能力减弱和缓慢。

（8）重复有自杀念头。

抑郁症有哪些症状

典型的抑郁症有生物节律性变化的特点，表现为晨重夜轻的变化规律。

如果觉得自己有较明显的抑郁或焦虑情绪，这个时候就应该主动去精神心理专科就医，由专业人员进行深入评估和精神心理检查。不管是否被抑郁症纠缠，第一步就是需要勇敢、真诚地面对自己内心的情绪体验，接纳抑郁，允许自己心理上也会"感冒"。

如果你或身边人正在经历情绪的漩涡，请学会理解、共情与拥抱，也请及时求助医生，这才是爱自己及爱别人最好的方式。

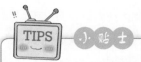

罹患女性肿瘤后出现抑郁情绪，如果这种情绪的严重程度符合抑郁症的诊断标准，那就可以诊断为抑郁症，需要求助专科医生。专科医生的专业性和丰富经验，是你战胜抑郁症的坚强后盾。只有及时接受药物治疗、物理治疗（音乐治疗、放松治疗、失眠治疗、经颅磁刺激治疗等）、心理治疗等规范化的综合性干预措施，绝大多数病友都能走出抑郁的阴霾。

（赵博慧　王　韵）

5 有没有方法可以自测自己的情绪

　　佳佳自从患了宫颈癌整天紧张不安，担惊受怕，吃不下饭，睡不着觉，闭门独居。有时在专家门诊候诊会闷闷不乐、独自发呆，有时又会突发呼吸困难、手脚发凉、有濒死感……她究竟是怎么了？是受了打击之后产生的正常情绪，还是得了焦虑症或抑郁症呢？

癌症患者抑郁、焦虑的原因

　　研究发现肿瘤患者中抑郁和焦虑的发生率明显高于健康女性人群。原因如下。

　　（1）癌症作为不良事件导致患者出现了应激反应。患者可出现以下症状：焦虑、情绪低落、情绪不稳、易激惹、睡眠障碍、注意力不集中、不愿与人交流等。此外治疗中的不确定性及对预后的担忧也会加重其思想负担。

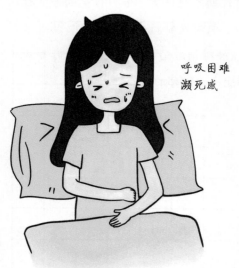

呼吸困难
濒死感

　　（2）大部分癌症患者病程较长，在手术及化疗后，可能会出现自身形象改变、激素水平失调及化疗后不良反应等，这些均会给患者的心理造成极大的痛苦，使其产生自卑心理。

　　（3）肿瘤病程较长，治疗费用昂贵，加重了家庭的经济负担，患者容易产生内疚、自责的心理。

　　（4）癌症预后较差，易使患者产生悲观、绝望的消极想法。

　　这些不健康的心理状态给患者带来了极大的痛苦，并且严重降低了患者的生活质量。

心理状态自测好方法

研究提示积极关注、早期发现自己的心理状况，并寻求干预可明显缓解患者的痛苦感并能明显提高患者的生活质量。所以学会一些了解自己心理状况的方法很重要。这里我们介绍两个简单易学的自评量表：抑郁自评量表（SDS）和焦虑自评量表（SAS）。请注意，这两个量表是用来评定个体过去1周的主观感受的。根据症状出现的频度评分：没有或很少时间、少部分时间、相当多时间、绝大部分或全部时间。若为正向评分题，依次评分为1、2、3、4分。若为反向评分题（标灰色者），则评为4、3、2、1分。自评量表不能代替医生的诊断，发现问题请及时寻找专业医生的帮助。

（1）焦虑自评量表（SAS）

1 我觉得比平常容易紧张和着急（焦虑）

2 我无缘无故地感到害怕（害怕）

3 我容易心里烦乱或觉得惊恐（惊恐）

4 我觉得我可能将要发疯（发疯感）

5 我觉得一切都很好，也不会发生什么不幸（不幸预感）

6 我手脚发抖、打颤（手足颤抖）

7 我因为头痛、头颈痛和背痛而苦恼（躯体疼痛）

8 我感觉容易衰弱和疲乏（乏力）

9 我觉得心平气和，并且容易安静坐着（静坐不能）

10 我觉得心跳得很快（心悸）

11 我因为一阵阵头晕而苦恼（头昏）

12 我有晕倒发作或觉得要晕倒似的（晕厥感）

13 我呼气和吸气都感到很容易（呼吸困难）

14 我手脚麻木和刺痛（手足刺痛）

15 我因为胃痛和消化不良而苦恼（胃痛、消化不良）

16 我常常要小便（尿意频繁）

17 我的手常常是干燥温暖的（多汗）

18 我脸红发热（面部潮红）

19 我容易入睡，并且一夜睡得很好（睡眠障碍）

20 我做噩梦（噩梦）

根据症状出现的频度评分：没有或很少时间、少部分时间、相当多时间、绝大部分或全部时间分别为 1、2、3、4 分，灰色为 4、3、2、1 分

（2）抑郁自评量表（SDS）

1　我觉得闷闷不乐，情绪低沉（忧郁）

2　我觉得一天中早晨最好（晨重晚轻）

3　我一阵阵哭出来或觉得想哭（易哭）

4　我晚上睡眠不好（睡眠障碍）

5　我吃得跟平常一样多（食欲减退）

6　我与异性密切接触时和以往一样感到愉快（性兴趣减退）

7　我发现我的体重在下降（体重减轻）

8　我有便秘的苦恼（便秘）

9　我心跳比平常快（心悸）

10　我无缘无故地感到疲乏（易倦）

11　我的头脑跟平常一样清楚（思考困难）

12　我觉得经常做的事并没有困难（能力减退）

13　我觉得不安而平静不下来（不安）

14　我对将来抱有希望（绝望）

15　我比平常容易生气激动（易激惹）

16　我觉得做出决定是容易的（决断困难）

17　内外觉得自己是个有用的人，有人需要我（无用感）

18　我的生活过的很有意思（生活空虚感）

19　我认为如果我死了，别人会过得好一些（无价值感）

20　平常感兴趣的事我仍会感兴趣（兴趣丧失）

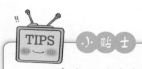

研究发现肿瘤患者中较高的体育活动水平与较低的焦虑和抑郁水平、更高的生活质量明显相关，体育锻炼对治疗过程中和治疗后的肿瘤患者来说都是安全且可行的。因此，体育锻炼对肿瘤患者的身体健康和心理健康均非常有益。所以，建议你们要积极参加体育锻炼，坚持每周至少150分钟的中等强度运动，分成5次进行，每次至少30分钟。

（高艳娥　王　韵）

6 肿瘤术后为什么总觉得肿瘤消失不了

莉莉是个刚刚开始工作的职场新手，公司体检时发现她得了子宫颈癌。由于发现得早，莉莉及时做了手术及术后化疗，疗效非常好。但莉莉在康复之后一直觉得肿瘤没有消失，并且全身都有肿瘤。她一会觉得肿瘤转移到了腹部，所以整天说腹部疼痛；一会觉得肿瘤转移到了腰背部，所以感觉腰酸背痛；一会觉得肿瘤又转移到了肝脏，所以总觉得自己脸色发黄……

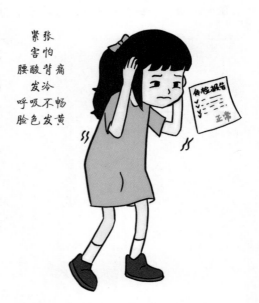

紧张
害怕
腰酸背痛
发冷
呼吸不畅
脸色发黄

总觉得自己有病是一种病吗

近年来有很多肿瘤术后病人把许多时间花在看病上，常常跑医院，跑了小医院跑大医院，看了西医看中医。麻烦的是，光顾多家医院、看过很多医生，就是没有一家医院能够完全治好她的病，症状时好时坏，弄得她们心情很差。她们常常无助地抱怨："社区医院看不了我的病，去了三级甲等医院，可还是一样没用。""我明明腰酸背痛，专家就知道一直问我病史，看了我的检查报告，说没有问题，让我白跑一趟。""说是专家，但看不好我的病，还建议我去看心理门诊。"……

这种总觉得自己这里不舒服、那里不舒服，但是各项检查都正常的状态，在医学上也是一种病，被称为"躯体形式障碍"。

什么是躯体形式障碍

躯体形式障碍包括疑病症、躯体形式的自主神经功能失调和持续的躯体形式的疼痛障碍等临床类型，躯体症状的出现常和持续出现不愉快的生活事件、困难或冲突密切相关。该病常起于成年早期，其主要特征如下。

（1）反复陈述躯体不适症状，症状可涉及身体的任何部位或系统，每次就诊陈诉时对患病的坚信程度及对症状侧重的主诉有所不同，多伴明显的抑郁或焦虑症状，常显得戏剧化和情绪化，称这些症状"不能承受""难以描述"或"难以想象"。

（2）有漫长而复杂的就诊治疗史，不断要求给予医学检查，无视反复检查的阴性结果，总是拒绝接受多位不同医师关于其无躯体疾病的忠告和保证，并频繁更换医师以寻求答案。有的或做过徒劳的探查手术。

（3）患者通常不愿意探讨心理因素，认为只是身体问题，不去精神科就诊。如果医生建议转诊至精神科可能会招致不满。

（4）病程是慢性波动的，反复出现，历时至少2年。

（5）常伴有社会功能，如人际关系和家庭行为的持久损害。某些患者症状持续存在，"绑定"了家人或朋友，但也有患者的社会功能几乎正常。

如何应对躯体形式障碍

（1）医生和患者周围的人应该充分理解患者的苦恼，理解她反复就医的行为。医院需要加强对患者就诊过程的合理引导；加强医生对躯体形式障碍的识别和重视；加强对患者心理健康知识的宣传教育。

（2）通常最有效的治疗是建立平稳、牢固和支持性的医患关系。良好的医患关系可以创造安全感，减轻症状，避免不必要的诊断和治疗性程序。医生要避免承诺安排过多的检查，以免强化患者的疾病行为。

（3）患者的社会家庭支持系统至关重要，患者要利用自身的、家庭的和社会资源来应对压力、应对疾病。患者周围的人也可以通过提供正能量来帮助患者。

（4）专业的心理治疗和必要的抗抑郁药物治疗可以帮到患者，建议患者去看心理门诊。

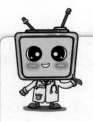

小常识

预防躯体形式障碍好方法

- 拥有积极健康的心理状态。
- 积极参加锻炼。
- 培养良好的兴趣爱好。
- 培养良好的生活习惯。
- 创建好的社交环境。

（王　韵）

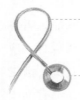

7 化疗的同时能服用抗抑郁药物吗

王女士今年45岁，去年被查出乳腺癌，一直郁郁寡欢，如今做了手术，正在化疗。化疗的副作用及得病后的生活巨变让她从一个自信开朗的女性逐渐变得愁眉苦脸，茶饭不思，甚至有了轻生的念头。看了心理门诊后，医生开了抗抑郁药，家人想给她服用，但是又担心化疗药物和抗抑郁药物一起服用会有副作用，甚至担心抗抑郁药物会降低化疗药物的疗效。

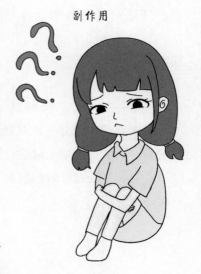

副作用

抑郁障碍和肿瘤都有糟糕的预后

抑郁障碍是一种常见病。有数据显示，在综合性医院诊治的所有慢性病中，抑郁症是仅次于高血压的第二大常见病。罹患一种或一种以上慢性躯体疾病也会增加包括抑郁障碍在内的心境障碍的近期（6个月）和终身患病率。

癌症人群伴有抑郁障碍的患病率在各地的报道并不一致。重型抑郁障碍在癌症人群中的患病率在10%~25%。如果曾经得了重型抑郁障碍，那么在患癌症后再发的概率更高。而对于那些从未有过重型抑郁障碍的患者来说也并不乐观，大约有一半的重度抑郁障碍都发生在从未患重型抑郁障碍的癌症患者中。

与严重程度相对应的是，未寻求治疗的抑郁症患者的比率仍然高得惊人，高达43%。考虑到癌症患者共病抑郁后死亡风险更高、住院时间更长，提高癌症患者对抑郁障碍的认知和重视就显得很重要。

加强癌症患者的心理干预

无论是否患有癌症，抑郁障碍的诊断和治疗方案是相似的。对于癌症患者来说，预防性社会心理干预会提供长久的益处。研究者发现，在对癌症患者进行了6周心理治疗后的5~6年间都能使其明显获益。干预手段包括健康教育、应激管理、应对策略指导及支持性集体心理治疗。简单的放松训练，比如：渐进式肌肉放松、意向引导或自我催眠，以及问题解决指导和应对办法，都有助于减少心境障碍的发生。在确诊抑郁障碍后，更要加强心理治疗。不过癌症相关症状（如疲劳及恶心）的严重性及抗癌治疗的需求计划，都限制了传统的社会心理治疗（每周50分钟）的开展。可以采用更灵活、持续时间短的心理疗法在化疗期间进行，且可以考虑让患者与医生和心理咨询师进行更多的电话联系。

抗抑郁药与化疗药可以同时服用

抗抑郁药物疗法是针对抑郁障碍的标准疗法，是一种安全有效的控制抑郁障碍的方法，不会影响抗肿瘤化疗药物的疗效，可以同时服用。通常医生会选择一种不影响化疗药物疗效的抗抑郁药物进行抗抑郁治疗，我们无须因过度担心副作用而讳疾忌医。

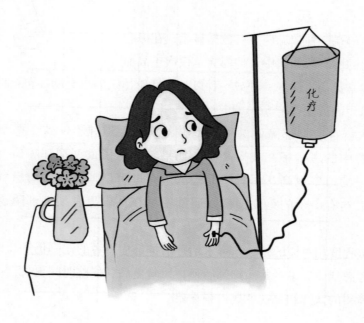

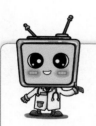

化疗期间抗抑郁药的选择

（1）避免使用选择性5-羟色胺再摄取抑制剂的情况：使用甲基苄肼的患者（联用可诱发5-HT综合征）、化疗导致恶心的患者（此类药物本身即可诱发恶心）、血小板低的患者（此类药物可增加出血风险）。

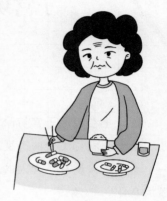

（2）一些选择性5-羟色胺再摄取抑制剂和安非他酮会干扰化疗药的使用，如他莫昔芬，因为其对细胞色素P4502D6系统产生影响。如果使用他莫昔芬的同时有必要使用抗抑郁药，则应选择文拉法辛、艾司西酞普兰或西酞普兰（对P4502D6的抑制作用相对较弱）。

（3）针对白细胞低下的患者，应避免使用米氮平和米安色林，其存在诱发粒细胞缺乏的风险。

（王　韵）

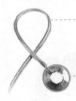

8 子宫切除了，我不是女人了

黄女士在经历子宫切除术后，回归了正常生活。由于有一段时间没有性生活了，黄女士觉得丈夫的态度有些冷淡，开始担心丈夫是不是觉得自己已经算不上一个女人了，没有了女人的魅力。黄女士的内心很惶恐。其实，丈夫只是担心妻子的身体。

根据中国妇产科网的统计数据，子宫切除术是中国最常见的妇科手术。部分女性在经历过子宫切除术后，往往会有强烈的情绪反应或情绪低落。多数人在几个星期后会感觉好些，而有些女性会在很长一段时间里感到沮丧。她们担心："子宫切除了，我不是女人了。""子宫切除会使我的魅力值下降。""子宫切除会让我提前衰老，提前进入更年期。""子宫切除会导致性欲减退，性生活不愉快。"

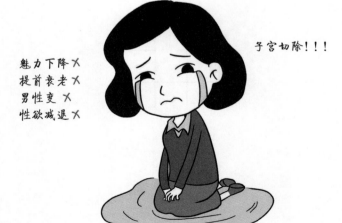

子宫切除术后你会依然年轻吗

我国女性错误地认为子宫是保持女性特征和产生性感的唯一器官，其实卵巢才是维持女性特征的重要器官。子宫切除术后虽然无月经来潮，但是卵巢仍然保留。由于卵巢还在，所以性激素的分泌并不会明显受影响，也就不会导致更年期的明显提前、性欲下降，更不会导致女性特征丧失和男性化。

是什么造成了情绪低落

子宫是女性的一个重要器官，子宫与性、生育有关，切了子宫是女性的难言之隐。它往往与患者的年龄、个性、文化程度、职业和社会环境等有关。由于受我国传统思想和性神秘化的影响，一旦这些中老年患者因病切除子宫后，都会担心过早衰老、性功能下降、影响夫妻生活和生活质量下降而出现情绪低落等心理问题。

得到关爱，继续做女人

子宫切除术后，丈夫和家人的支持与关爱是必不可少的。术前应该陪同就诊，聆听医生的解释，帮助患者正确认识子宫切除手术；理解手术的目的、术后性器官的变化，以及可能出现的其他情况；提前了解术后可能出现的问题，并寻找解决问题的可行方法。术后丈夫和家人的安慰和鼓励更是他人无法替代的，它会增加患者被爱的感觉，克服恐惧心理，增强对手术成功的信心，有利于患者恢复正常生活。

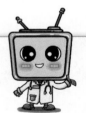

小常识

自评量表评估情绪状况

子宫切除后暂时不适是正常的，但如果超过两周，仍感到心情烦闷、情绪低落，就要当心了。以下两份自评量表可以帮助术后患者评估自己的情绪状况。

请您根据自己过去两周的状况来回答：自己是否存在下列描述的状况？如果有的话，频率如何？（完全不会=0分；好几天=1分；超过一周=2分；几乎每天=3分）

量表一

1 做事时提不起劲或没有兴趣

2 感到心情低落、沮丧或绝望

3 入睡困难、睡不安稳或睡眠过多

4 感觉疲倦或没有活力

5 食欲不振或吃得太多

6 觉得自己很糟，或觉得自己很失败，或让自己和家人失望

7 对事物专注有困难，如阅读报纸或看电视时

8 动作或说话速度缓慢到别人已经察觉，或者正好相反——烦躁或坐立不安、动来动去的情况更胜于平常

9 有不如死掉或用某种方式伤害自己的念头

量表二

1 感觉紧张、焦虑或急切

2 不能够停止或控制担忧

3 对各种各样的事情担忧过多

4 很难放松下来

5 由于不安而无法静坐

6 变得容易烦恼或急躁

7 感到似乎将有可怕的事情发生而害怕

请分别计算一下自己这两个量表的得分。

如果有任一量表得分≥5分，提示您目前可能存在情绪问题，建议您到心理门诊寻找医生的帮助。

（胡嫣然　王　韵）

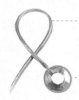

9 老是担心肿瘤复发怎么办

　　小华是一名刚毕业参加工作的大学生，在公司体检时，发现自己患了卵巢肿瘤。由于发现得及时，小华及时去医院进行了治疗，手术非常成功。小华康复后，隐隐觉得自己的病情是不是复发了，整天觉得自己的身体不舒服，这对小华的工作生活造成了很大的影响。

　　大多数癌症患者都期待能够尽快完成治疗，因为这些治疗可能使他们在身体、心理和情感上遭受巨大创伤，如果能够尽快完成治疗，他们就可以尽早恢复正常生活了。然而，有些人可能会发现，在结束癌症治疗后，他们仍需要面临一系列挑战。在女性肿瘤患者中也是如此，根据中国国家癌症登记中心（NCCR）进行的一项基于人群的研究，在中国，宫颈癌的五年相对生存率总体为45.4%，子宫内膜癌的五年相对生存率总体为55.1%，卵巢癌的五年相对生存率总体为38.9%。由于女性肿瘤的五年生存率相对于其他肿瘤较高，因此许多女性需要长期随访，随访过程中很多患者都会担心肿瘤复发。

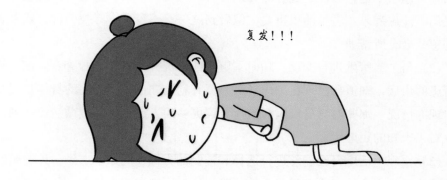

复发！！！

担心肿瘤复发正常吗

关于癌症，疾病复发是最令人恐惧和紧张的。诸多患者尽管已经治疗结束，作为疾病的幸存者，仍时刻面临复发的可能性。对复发的恐惧（也是对疾病进展的恐惧）是癌症治疗中的独特特征（FCR），它被定义为"对癌症复发或进展的恐惧、担忧或关心"，并且是癌症幸存者最常提及的担忧之一。

这是一种适应性反应，不是不切实际或神经质的恐惧。轻度或短暂的对复发的恐惧是正常的，可以激发良好的健康行为，但过度担心复发会导致严重的情绪困扰。病理性的癌症治疗中独特特征常表现为持续焦虑、过度的身体检查和（或）寻求医疗保证、逃避与癌症相关的事物、产生有关复发的侵入性想法和图像，以及对未来规划困难。平均49%的癌症幸存者和高达70%的易复发患者受到中重度癌症治疗中独特特征的影响，约7%的患者有致残风险。

对癌症复发感到的恐惧或焦虑常常在患者身体略感不适或去看医生时，都会回想起当初刚刚确诊癌症时的一系列不愉快记忆。患者常将这种恐惧描述为"痛苦不堪"或"无能为力"，与之相伴的还会有一些生理症状，如反胃、失眠，以及心理或情绪变化，如暴躁易怒、注意力分散等。对复发产生的恐惧可能会让患者感到心神不宁，动摇他们对回归正常生活的信心。

如何应对这样的情绪

（1）承认并表达内心的恐惧和焦虑情绪：坦率地对待、表达自己的感受，这时你会发现表达出愤怒或悲伤这种强烈的感受时，这些感受可能消失。可以向家人、朋友倾诉，也可以求助于心理咨询师。当然，如果你不愿和别人谈论自己的疾病，可以不表达，可以通过思考和把自己的感受写下来，整理自己的感受。虽然提倡不让癌症来左右生活很重要，但做到这一点不容易，寻找一种方式来表达你的感受会有所帮助。

（2）与主治医生进行交谈，随时了解身体状况并安排定期检查：应该了解自己所患的疾病，知道自己现在怎样做对康复有利，知道自己目前的身体状况及可能出现的情况。那些对自身疾病和治疗了解更多的人更有可能遵循治疗计划，而减少对于未知的焦虑。

（3）发现生活中自己能够进行选择和控制的方面：例如，选择一种健康的生活方式、与他人保持有意义的关系等，避免让自己把注意力放在一些无法预测或无法控制的事情上。

（4）为自己制订生活计划：对于那些自己喜欢的、能够让自己的心情愉悦的且能够从中获益匪浅的活动，要尽可能地参与，并且活跃其中。

（5）铭记"今天就是你昨天担心的明天"：很多我们之前担心的事情，其实并没有发生，这些担心有时是毫无必要的。要不断看到自己不断恢复的一面，对疾病的康复树立信心。

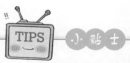

　　一旦癌症复发，恶性程度会更高，发展速度也会更快，治疗比原发的更困难。因此，当癌症得到控制之后，要积极预防复发，不但要养成良好的饮食和生活习惯，还要积极锻炼身体、远离致癌因素，更要养成定期复查和自查的习惯。

（王 杨 王 韵）

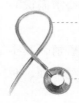# 10 亲人患了恶性肿瘤，我该如何调整情绪

青青的母亲被诊断出乳腺癌而住院。在接到父亲电话的那一刻，青青内心充满了担忧和恐惧。从赶往医院路上的紧张、焦虑，到在医院与医生谈话时的情绪崩溃、泪流满面，再到回母亲病榻前的强忍欢笑，青青的心情像坐过山车一般大起大落。青青觉得自己的情绪波动不利于母亲的康复，面对病中的母亲，该调整一下自己的情绪。

家人可能面临哪些心理问题

当亲人经过一系列检查被确诊为恶性肿瘤时，作为家属，其实他同样承受着巨大的压力，面临类似的心理过程，先震惊、否认，再到逐渐接受。

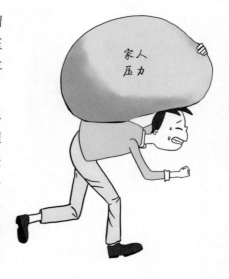

（1）角色转换：首先由亲人角色转变为患者家属角色，需要为患者的就医、治疗、护理等各方面进行安排，并且需要与自己的工作进行协调。由于很多女性在家庭中扮演了照料者的角色，在其罹患疾病时，家庭人员的角色转换可能性较大。患者家属，如配偶，很可能需要转变为照料者角色，安排家庭各项事务，这对于家属来讲是一次重大的挑战。

（2）焦虑、担忧：当患者的诊断确定后，在我国，家属常常是首先知晓病情者。由于对疾病专业性知识的不了解、对疾病结局的不确定，家属常常感到担心、焦虑。

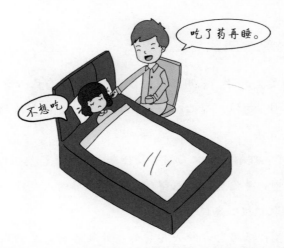

（3）抑郁、悲伤：毫无疑问，患者的确诊给家庭将带来悲伤的气氛，对于家属来讲也是重要的打击。抑郁、低落的情绪可能在患者家属身上出现。

（4）烦躁、易怒：患者的健康状况、治疗方案、经济支出、家庭事务都可能影响患者家属的情绪，除了上述的焦虑、抑郁情绪之外，患者家属也能出现烦躁、易怒等情绪不稳定的表现。

家属如何调整自己的情绪

（1）接受亲人患病事实。当亲人患病，家属产生负面情绪后，先要意识到自己的情绪变化，告诉自己，我有焦虑、低落或烦躁的情绪了，我要试着解决它。多了解亲人的病情，积极协助亲人配合医生的治疗，树立起成功治疗的信心。

（2）学会放松。可以延续自己以前的放松方式，也可以找一些新的放松方式。照料患者自然是患者家属的"重担"，但这并不意味着患者家属要全天24小时无休。毕竟，对肿瘤患者的照料是一场马拉松式的"长跑"，中途的休息是十分必要的。学会放松，可以让我们有充沛的精力继续对患者进行照顾。

（3）主动学习。需要做一个主动学习型家属。不论是患者的治疗、用药方面，还是患者的心理护理，甚至家庭琐事的处理方面，都需要我们主动学习相关知识。要多与医生、护士讨论交流，多多学习医院的患者教育手册。请记住，一定要从专业途径获取知识。

（4）及时寻求帮助。如果发现自己的情绪难以调节和控制，记得还有心理医生能够帮助你。心理热线、心理咨询、心理门诊，都是可以选择的帮助方式。

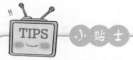

对不同情绪类型患者，采用不同的方法呵护，让自己心情变好。

• 焦虑恐惧型：热情、耐心、细致，教患者学会控制情绪，还可以用催眠疗法、自我教育法。

• 悲观抑郁型：理解、宽容、倾听，让患者把怨气、怨恨倾泻出来。

• 厌世抗拒型：美化环境，取得信赖，用正确的人生观、社会观感染患者，激励患者采取积极心态配合治疗。

• 稳定开朗型：根据患者的兴趣爱好，开展各种形式的娱乐活动，使其以最佳心态接受治疗。

（李瑞华　王　韵）

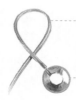

参考资料

[1] 曹书兰, 孙海燕. 盆底功能锻炼在宫颈癌术后尿潴留中的应用. 中外女性健康研究, 2018.

[2] 陈超. 徒手淋巴引流技术治疗关节置换术后下肢肿胀的临床研究. 南京中医药大学, 2012.

[3] 陈冬梅, 苏秋妹, 王颜. 快速康复外科理念在乳腺癌患者围术期护理中的应用. 中国肿瘤临床与康复, 2016.

[4] 陈贵海. 失眠的研究进展. 中国临床医生杂志, 2017.

[5] 陈焕朝, 甘宁. 乳腺癌的治疗与康复. 湖北科学技术出版社, 2016.

[6] 陈娇龙, 胡成文, 陆天雅. 快速康复下乳腺癌患者术后患肢功能锻炼及效果评价研究进展. 山西医药杂志, 2021.

[7] 国家药典委员会. 中华人民共和国药典临床用药须知. 中国医药科技出版社, 2015.

[8] 华克勤, 丰有吉. 实用妇产科学 (第三版). 人民卫生出版社, 2013.

[9] 黄晓华. 乳腺癌术后上肢淋巴水肿的综合护理干预. 医学食疗与健康, 2020.

[10] 黄杏玉. 美宝疤痕平与超声联合治疗面部外伤增生性瘢痕. 中国烧伤创疡杂志, 2008.

[11] 兰胜作, 熊生才, 万纯. 睡眠卫生指导及放松训练对失眠者的睡眠评价及疗效观. 现代预防医学, 2010.

[12] 雷颖, 吴溯帆, 李文志, 等. 激光治疗增生性瘢痕的新进展. 中国激光医学杂志, 2018.

[13] 李干卿. 骨科创伤及术后下肢肿胀防治研究探讨. 中国医学创新, 2011.

[14] 李凌江. 精神病学 (第三版). 人民卫生出版社, 2015.

[15] 李晓燕, 冷金花. 盆腹腔术后粘连的发生机制及预防措施. 中国微创外科杂志, 2012.

[16] 刘虹,刘江.早期半卧位预防腹部术后腰肌酸痛的观察和护理.中国医药指南, 2011.

[17] 刘莉,陶鸿雁,王丽君.加速康复外科护理在乳腺癌围手术期护理中的应用.中国 肿瘤临床与康复,2019.

[18] 刘帅,张斌.中国失眠障碍诊断和治疗指南解读.中国现代神经疾病杂志,2017.

[19] 陆恒.失眠症病人最关心的360个问题.湖北科学技术出版社,2015.

[20] 陆林.沈渔邨精神病学(第六版).人民卫生出版社,2018.

[21] 骆凤娇,宋慧红,曾莉,等.矛盾意向训练法结合睡眠限制疗法在肝硬化合并睡眠 障碍患者中的应用研究.临床护理杂志,2016.

[22] 吕慧贤,吕慧玲,戚越.剖宫产术后盆腹腔粘连的危险因素分析及防治.现代诊断 与治疗,2015.

[23] 马拴全,李惠娟,朱璐.美宝疤痕平配合超声波和压力疗法治疗增生性瘢痕体会. 中国烧伤创疡杂志,2008.

[24] 马霄,宁莫凡,张德华.肠粘连.陕西科学技术出版社,1988.

[25] 马晓雨,张睿,张雅珊,等.乳腺癌术后疼痛管理的研究进展.临床与病理杂志, 2020.

[26] 美国精神医学会.精神障碍诊断与统计手册(第五版).张道龙等译.北京大学出 版社,2015.

[27] 美国麻省总医院精神科.麻省总医院精神病学手册(第六版).徐毅等译.人民卫 生出版社,2017.

[28] 美国运动医学学会.ACSM运动测试与运动处方指南(第九版).王正珍等译.北 京体育大学出版社,2015.

[29] 齐伟静,胡洁,李来有.NCCN癌症临床指南:心理痛苦的处理(第六版)解读. 中国全科医学,2018.

[30] 秦文星,臧远胜.抗癌必修课乳腺癌(第二版).上海科学技术出版社,2019.

[31] 沈铿,马丁.妇产科学(第三版).人民卫生出版社,2015.

[32] 唐丽丽.中国肿瘤心理治疗指南解读.医学与哲学,2016.

[33] 王少华.陪你度过每一天乳腺癌全程治疗与护理.东南大学出版社,2016.

[34] 王彤,曹梦莹,李平.国内恶性肿瘤患者家属心理现状及心理护理研究进展.齐鲁 护理杂志,2016.

[35] 王云芳,赵芳芹,李宗清,等.预防宫颈癌术后尿潴留措施的新探讨.基层医学论 坛,2006.

[36] 魏子坤. 甲状腺功能异常与高泌乳素血症. 放射免疫学杂志, 2011.

[37] 谢幸, 苟文丽. 妇产科学（第八版）. 人民卫生出版社, 2013.

[38] 谢幸, 孔北华, 段涛. 妇产科学（第九版）. 人民卫生出版社, 2018.

[39] 徐冬琴. 肿瘤患者家属心理健康护理及护理干预指导. 当代护士（下旬刊）, 2018.

[40] 徐帅, 刘淑娟, 王建六, 等. 妇科手术后盆腹腔粘连预防及诊断的专家共识（2020
     年版）. 中国微创外科杂志, 2020.

[41] 闫芳. 郁闷等于抑郁吗. 健康之家, 2017.

[42] 尹国有. 失眠这样做不误诊、疗效好、睡得香. 江西科学技术出版社, 2019.

[43] 张丽娟, 钟巧玲, 张慧珍, 等. 6步综合消肿疗法在乳腺癌术后患者Ⅲ期上肢淋巴
     水肿中的应用. 现代临床护理, 2020.

[44] 郑轲. 乳腺癌患者该如何运动. 保健文汇, 2020.

[45] 中国睡眠研究会. 中国失眠症诊断和治疗指南. 中华医学杂志, 2017.

[46] 中国医师协会内分泌代谢医师协会分会. 多囊卵巢综合征诊治内分泌专家共识.
     中华内分泌代谢杂志, 2018.

[47] 卓佳慧, 夏志军. 宫颈癌根治术后盆底功能变化及康复治疗研究进展. 临床与病
     理杂志, 2019.

[48] Ahangari A. Prevalence of chronic pelvic pain among women: an updated review.
     Pain Physician, 2014.

[49] American College of Obstetricians and Gynecologists' Committee on Practice
     Bulletins-Gynecology. Chronic pelvic pain: ACOG practice bulletin, Number 218.
     Obstetrics & Gynecology, 2020.

[50] Ayako, Furugen, Nishimura, et al. Quantification of eight benzodiazepines in human
     breastmilk and plasma by liquid-liquid extraction and liquid-chromatography tandem
     mass spectrometry: application to evaluation of alprazolam transfer into breastmilk.
     Journal of Pharmaceutical and Biomedical Analysis, 2019, 168: 83-93.

[51] Koch L, Jansen H, Brenner V, et al. Fear of recurrence and disease progression in
     long-term (≥5 years) cancer survivors: a systematic review of quantitative studies.
     Psycho Oncology, 2013.

[52] Lang-Rollin I, Berberich G. Psycho-oncology. Dialogues Clin Neurosci. 2018.

[53] Latthe P, Latthe M, Say L, et al. WHO systematic review of prevalence of chronic
     pelvic pain: neglected reproductive health morbidity. BMC Public Health, 2006.

[54] Anderson MD. 10 ways to ease stress and anxiety during cancer treatment. Web. MD

Anderson Cancer Center, 2015.

[55] Organization WH. The global burden of disease: 2004 update. Published by the Harvard School of Public Health on Behalf of the World Health Organization and the World Bank, 2008.

[56] Traeger L, Greer J A, Fernandez-Robles C, et al. Evidence-based treatment of anxiety in patients with cancer. Journal of Clinical Oncology Official Journal of the American Society of Clinical Oncology, 2012.

[57] Watts S, Prescott P, Mason J, et al. Depression and anxiety in ovarian cancer: a systematic review and meta-analysis of prevalence rates. Bmj Open, 2015.

[58] Zeng H, Zheng R, Guo Y, et al. Cancer survival in China, 2003-2005: a population-based study. Int J Cancer, 2015.